स्वास्थ्य कुंजिका

स्वस्थ तन सुखी मन

अनुपमा नारायणी

लेआउट एवं टाइपसेटिंग
कवर डिजाइन एवं रूपसज्जा

शांति स्वरूप गौड़
ग्रेट डिजाइन एंड प्रिंट एजेंसी
फोन

प्रकाशक एवं मुद्रक

मूल्य : 499 रुपये

प्रस्तावना

"योगः कर्मसु कौशलम्"

आज के इस तीव्र गति वाले आधुनिक युग में, जहाँ सुख-सुविधाएँ तो बढ़ी हैं, लेकिन मानसिक शांति और शारीरिक स्वास्थ्य कहीं पीछे छूट गया है, 'योग' केवल एक विकल्प नहीं बल्कि एक अनिवार्य आवश्यकता बन गया है। योग गुरु और प्रखर वक्ता अनुपमा नारायणी द्वारा रचित यह पुस्तक इसी आवश्यकता की पूर्ति की दिशा में एक सार्थक प्रयास है।

अनुपमा जी का मानना है कि "योग लचीले शरीर वालों के लिए नहीं, बल्कि उन लोगों के लिए है जो इसे अपनाने की इच्छाशक्ति रखते हैं।" इसी दर्शन को आधार बनाकर उन्होंने इस पुस्तक में योग के गूढ़ रहस्यों को अत्यंत सरल और सुलभ भाषा में पिरोया है। यह पुस्तक केवल शारीरिक अभ्यासों का संकलन नहीं है, बल्कि यह महर्षि पतंजलि के 'अष्टांग योग' के माध्यम से आत्म-साक्षात्कार, नैतिक उत्थान और मानसिक अनुशासन का एक वैज्ञानिक मार्ग प्रशस्त करती है।

इस पुस्तक की सबसे बड़ी विशेषता इसकी व्यावहारिकता है। लेखक ने सूक्ष्म स्तर पर 'सात चक्रों' (Seven Chakras) के संतुलन से लेकर स्थूल स्तर पर आज की जीवनशैली से उत्पन्न बीमारियों जैसे मोटापा, रीढ़ की हड्डी की समस्या (L4-L5 स्लिप डिस्क) और अन्य विकारों के लिए सटीक उपचार सुझाए हैं। यह पुस्तक हमें बताती है कि कैसे सूर्य नमस्कार, कपालभाति और प्राणायाम के सही अभ्यास से हम अपने भीतर की ऊर्जा को जगा सकते हैं।

एक मोटिवेश्नल स्पीकर होने के नाते अनुपमा जी ने शरीर के साथ-साथ मन की एकाग्रता और प्रेरणा पर भी विशेष बल दिया है। डिमाई आकार की यह छोटी सी पुस्तक अपने भीतर ज्ञान का वह सागर समेटे हुए है, जो किसी भी साधक—चाहे वह नौसिखिया हो या अभ्यासी—के लिए एक संपूर्ण मार्गदर्शिका (Handbook) साबित होगी।

मुझे पूर्ण विश्वास है कि यह कृति पाठकों को केवल स्वस्थ शरीर ही नहीं, बल्कि एक संतुलित और प्रबुद्ध जीवन शैली की ओर ले जाने में सहायक सिद्ध होगी। आइए, इस यात्रा की शुरुआत करें और अपने भीतर के अनंत प्रकाश को अनुभव करें।

शुभकामनाओं सहित

मेरे शब्द

मानव जाति ने आज तक प्रगति के अनेक सोपानों पर विजय प्राप्त की है, जो कार्य समय असम्भव माने जाते थे। हमने आज उन कामों को भी कर दिखाया है। हमने ऐसी अनेक सिद्धियां प्राप्त की हैं जिसकी हमारे पूर्वजों ने समाज में भी कल्पना नहीं की थी। भौतिक संसाधनों और वैज्ञानिक अविष्कार ने आज जीवन का काया कल्प ही कर डाला है। लेकिन भौतिक संसाधनों और वैज्ञानिक अविष्कारों ने प्रदूषित वायू, प्रदूषित शरीर और मन भी दिये हैं।

आज हम अपने आपको आधुनिक और सुसंस्कृत भले ही कह लें किन्तु हम सुखी तो नहीं हैं। कारण भौतिक संसाधनों की लालसा ने जीवन को ही अस्त-व्यस्त कर दिया है। जीवन मूल्यों का ह्रास हो रहा है। हमारी अनियमित दिनचर्या, असंतुलित जीवन और अशुद्ध आहार ने हमारे जीवन को अनेकों शारीरिक एवं मानासिक समस्याओं से भर दिया है। जिसका परिणाम तरह- तरह की बीमारिया एवं मानासिक अवसाद का बढ़ना है जो मानव जीवन को निरंतर पतन की ओर ले जा रहा है।

ऐसे में हम अपने को कैसे संभालें तो उसका एक ही मार्ग है योग। नियमित, दिनचर्या, संतुलित जीवन एवं शुद्ध आहार के साथ नियमित योग अभ्यास करें। योग अभ्यास ही हमारी आत्म शुद्धि का मार्ग है। इसके निरंतर अभ्यास से ही मानव जीवन को शारीरिक, मानासिक, बौद्धिक और अध्यात्मिक उन्नति की राह पर लाया जा सकता है।

-अनुपमा नारायणी

विषय सूची

अष्टांग योग
(Ashtanga Yoga)

महर्षि पतंजलि द्वारा रचित 'योगसूत्र' में अष्टांग योग का वर्णन मिलता है। यह केवल शारीरिक व्यायाम या कसरत नहीं है, बल्कि आत्म-साक्षात्कार, नैतिक उत्थान और मानसिक अनुशासन का एक अत्यंत परिष्कृत वैज्ञानिक मार्ग है। 'अष्ट' का अर्थ है आठ और 'अंग' का अर्थ है सोपान या चरण। इसे पतंजलि ने मानवीय चेतना को शुद्ध करने और उसे उच्च स्तर तक ले जाने के लिए एक नियमावली के रूप में प्रस्तुत किया है।

अष्टांग योग की प्रक्रिया (आठ सोपान)

अष्टांग योग को मुख्य रूप से दो श्रेणियों में विभाजित किया गया है :
बहिरंग (बाहरी दुनिया के साथ सामंजस्य) और
अंतरंग (स्वयं के भीतर की यात्रा)।

1. बहिरंग योग (बाहरी अनुशासन)

ये वे अंग हैं जो हमें समाज और स्वयं के भौतिक शरीर के साथ संतुलित रहने में मदद करते हैं।
*** यम : यह सामाजिक आचार-संहिता है। इसके पाँच स्तंभ हैं:**
अहिंसा : मन, वचन और कर्म से किसी को कष्ट न देना।
सत्य : विचारों और वाणी में ईमानदारी।
अस्तेय : चोरी न करना (इसमें दूसरों के विचारों की चोरी भी शामिल है)।
ब्रह्मचर्य : अपनी ऊर्जा का संयम और उच्च लक्ष्यों की ओर संचरण।
अपरिग्रह : अनावश्यक वस्तुओं और विचारों का संचय न करना।
*** नियम : यह व्यक्तिगत अनुशासन है, जो आंतरिक शुद्धि पर केंद्रित है:**
शौच : शरीर और मन की स्वच्छता।
संतोष : जो प्राप्त है उसमें प्रसन्न रहना
(यह आलस्य नहीं, बल्कि मानसिक शांति है)।
तप : अनुशासन के लिए स्वयं को तपाना।
स्वाध्याय : स्वयं का अध्ययन और आध्यात्मिक ग्रंथों का पठन।
ईश्वर-प्रणिधान : अहंकार का त्याग और उच्च शक्ति के प्रति समर्पण।
***आसन : "स्थिरसुखमासनम्" - अर्थात शरीर को ऐसी स्थिति में रखना जो स्थिर और सुखद हो। यह केवल कलाबाजी नहीं है, बल्कि ध्यान के लिए शरीर को तैयार करना है।**
***प्राणायाम : श्वास-प्रश्वास की गति पर नियंत्रण। यह शरीर की 'प्राण ऊर्जा' को विनियमित करता है और मन को एकाग्र करने की शक्ति देता है।**

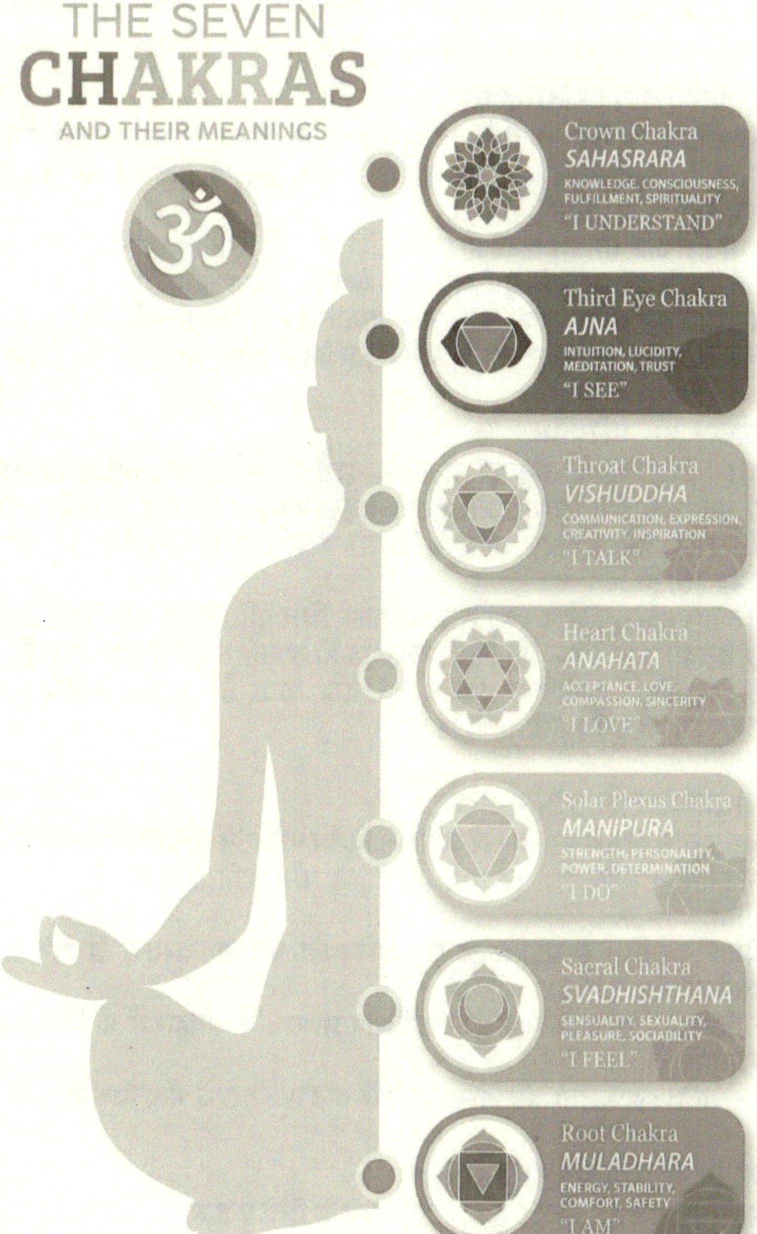
THE SEVEN
CHAKRAS
AND THEIR MEANINGS
Crown Chakra
SAHASRARA
KNOWLEDGE, CONSCIOUSNESS, FULFILLMENT, SPIRITUALITY
"I UNDERSTAND"
Third Eye Chakra
AJNA
INTUITION, LUCIDITY, MEDITATION, TRUST
"I SEE"
Throat Chakra
VISHUDDHA
COMMUNICATION, EXPRESSION, CREATIVITY, INSPIRATION
"I TALK"
Heart Chakra
ANAHATA
ACCEPTANCE, LOVE, COMPASSION, SINCERITY
"I LOVE"
Solar Plexus Chakra
MANIPURA
STRENGTH, PERSONALITY, POWER, DETERMINATION
"I DO"
Sacral Chakra
SVADHISHTHANA
SENSUALITY, SEXUALITY, PLEASURE, SOCIABILITY
"I FEEL"
Root Chakra
MULADHARA
ENERGY, STABILITY, COMFORT, SAFETY
"I AM"

*प्रत्याहार : यह इंद्रियों को बाहरी विषयों से हटाकर अंतर्मुखी करने की कला है। जैसे कछुआ अपने अंगों को समेट लेता है, वैसे ही साधक बाहरी शोर से विमुख होकर भीतर उतरता है।

2. अंतरंग योग (आंतरिक पक्ष)

जब इंद्रियां वश में हो जाती हैं, तब साधक भीतर की गहराई में प्रवेश करता है:
*धारणा : मन को किसी एक विशेष विचार, मंत्र या बिंदु पर बांधना। यह एकाग्रता की शुरुआत है।
*ध्यान : जब धारणा लंबी और अखंड हो जाती है, तो वह ध्यान बन जाती है। यहाँ विचार का प्रवाह बिना किसी बाधा के निरंतर बना रहता है।
समाधि : यह अंतिम अवस्था है। यहाँ साधक अपनी पहचान खो देता है और वह जिस सत्य का ध्यान कर रहा है, उसी में विलीन हो जाता है।

कारण और परिणाम

कारण : पतंजलि के अनुसार, मनुष्य के दुखों का मूल कारण 'अविद्या' (अज्ञान) है। हम अस्थाई को स्थाई और दुख को सुख समझने की भूल करते हैं। हमारा चित्त (मन) हमेशा चंचल रहता है, जिससे 'क्लेश' (राग, द्वेष, अभिनिवेश आदि) उत्पन्न होते हैं।
परिणाम : अष्टांग योग का निरंतर अभ्यास 'चित्त वृत्ति निरोध' की स्थिति लाता है। इसका अर्थ है मन की लहरों का शांत हो जाना। जब मन शांत होता है, तो साधक अपने वास्तविक स्वरूप को देख पाता है। इसका अंतिम लक्ष्य **कैवल्य** (पूर्ण स्वतंत्रता या मोक्ष) है।

साधक के लक्षण और संकेत

अष्टांग योग के पथ पर अग्रसर व्यक्ति में विशेष परिवर्तन दिखाई देने लगते हैं:
भावनात्मक स्थिरता : वह व्यक्ति प्रतिकूल परिस्थितियों में भी विचलित नहीं होता।
विवेक ख्याति : सत्य और असत्य, आवश्यक और अनावश्यक के बीच अंतर करने की तीक्ष्ण बुद्धि।
निर्मलता : साधक के चेहरे पर एक विशेष आभा और व्यवहार में अत्यंत सौम्यता आ जाती है।
अनासक्ति : सफलता और असफलता के प्रति एक तटस्थ भाव विकसित होना।

अष्टांग योग के बहुआयामी लाभ

यह मार्ग आज की 'फास्ट-फूड' जीवनशैली के लिए एक संजीवनी की तरह है:
1. शारीरिक : आसन और प्राणायाम से शरीर रोगों से मुक्त होता है, रोग प्रतिरोधक क्षमता बढ़ती है और शरीर में अद्भुत लचीलापन आता है।

2. मानसिक : यह तनाव, अवसाद और अनिद्रा जैसी समस्याओं के लिए सबसे अच्छा 'सिस्टम अपडेट' है। जहाँ जिम जाने से मांसपेशियों का विकास होता है, वहीं योग आपके 'मन के शोर' को म्यूट कर देता है।
3. बौद्धिक : धारणा और ध्यान से स्मरण शक्ति और निर्णय लेने की क्षमता में अभूतपूर्व वृद्धि होती है।
4. सामाजिक : यम और नियम के पालन से व्यक्ति एक बेहतर नागरिक बनता है, जिससे समाज में प्रेम और सद्भाव बढ़ता है।
अष्टांग योग किसी धर्म विशेष तक सीमित नहीं है, बल्कि यह चेतना के विकास का एक वैश्विक ब्लूप्रिंट है। यह हमें सिखाता है कि कैसे बाहर की अशांति के बीच भीतर के एकांत को पाया जा सकता है।

मधुमेह
(Diabetes)

मधुमेह एक महारोग है। प्रायः 40 वर्ष की आयु के बाद और बौद्धिक व्यवसाय करने वाले—वकीलों, अध्यापकों, पत्रकारों, चिकित्सकों, इंजीनियरों, दफ्तरों में काम करने वाले अधिकारियों, व्यापारियों को तथा अधिक देर तक बैठकर काम करने वाले लोगों को यह रोग होता है। यह प्राचीन रोग है। इसे अमीरों का रोग माना गया है।

मधुमेह का अर्थ है मिठास का शरीर से बाहर निकल जाना। जब शरीर कार्बोहाइड्रेट से पैदा हुए (स्टार्च व चीनी) ग्लूकोज को अपने अंदर समा नहीं पाता और उसका उपयोग भली-भांति नहीं कर पाता तो कुछ लोगों के खून में चीनी की मात्रा बढ़ जाती है। अतः रोगी को हर 6 माह के बाद यूरिया, कोलेस्ट्रॉल और ग्लूकोज की जांच कराते रहना चाहिए।

मधुमेह रोग नहीं है अपितु चयापचय (मेटाबोलिज्म) संबंधी अनेक विकारों का समूह है। लीवर और पैंक्रियाज की गड़बड़ से इंसुलिन नहीं बनता इसलिए रक्त में ग्लूकोज का स्तर बढ़ जाता है। कुछ लोगों में कीटोन बढ़ने से खतरा पैदा हो जाता है। जब वाहिनियों संबंधी अनेक रोग पैदा हो जाते हैं, तब यह रोग मारक बन जाता है। इसके दुष्परिणाम इस प्रकार होते हैं—गुर्दे की खराबी व कमजोरी, दिल की बीमारी, उच्च रक्तचाप, ब्रेन-हेमरेज, नेत्र ज्योति का घटना तथा वीर्य की विकृति।

मधुमेह के लक्षण

1. मधुमेह के रोगी को बहुत अधिक प्यास लगती है।
2. साधारण अवस्था में चार से बारह गुणा पेशाब जाता है। पानी की कमी होने से चमड़ी सूख जाती है तथा जांघ आदि गुप्तांगों में खारिश हो जाती है।
3. थोड़ी-थोड़ी देर में भूख लगती है। खुराक बढ़ जाती है।
4. शरीर सुस्त रहता है।
5. पिंडलियों में दर्द रहने लगता है।
6. चोट व घाव देर से ठीक होते हैं। यदि 'कार्बंकल' नामक फोड़ा हो जाता है तो उसे ठीक होने में अधिक समय लगता है। मामूली-सी चोट आसानी से ठीक नहीं होती।
7. मधुमेह रोगी को कब्ज की शिकायत बनी रहती है।
8. हाथ-पैर में झनझनाहट, मुंह में छाले, माथा भारी, काम-शक्ति क्षीण, रक्त-विकार, उल्टी, शरीर में कंपन, धमनियों में दर्द, चेहरे पर झुर्रियां, पेशाब पर

DIABETES SYMPTOMS

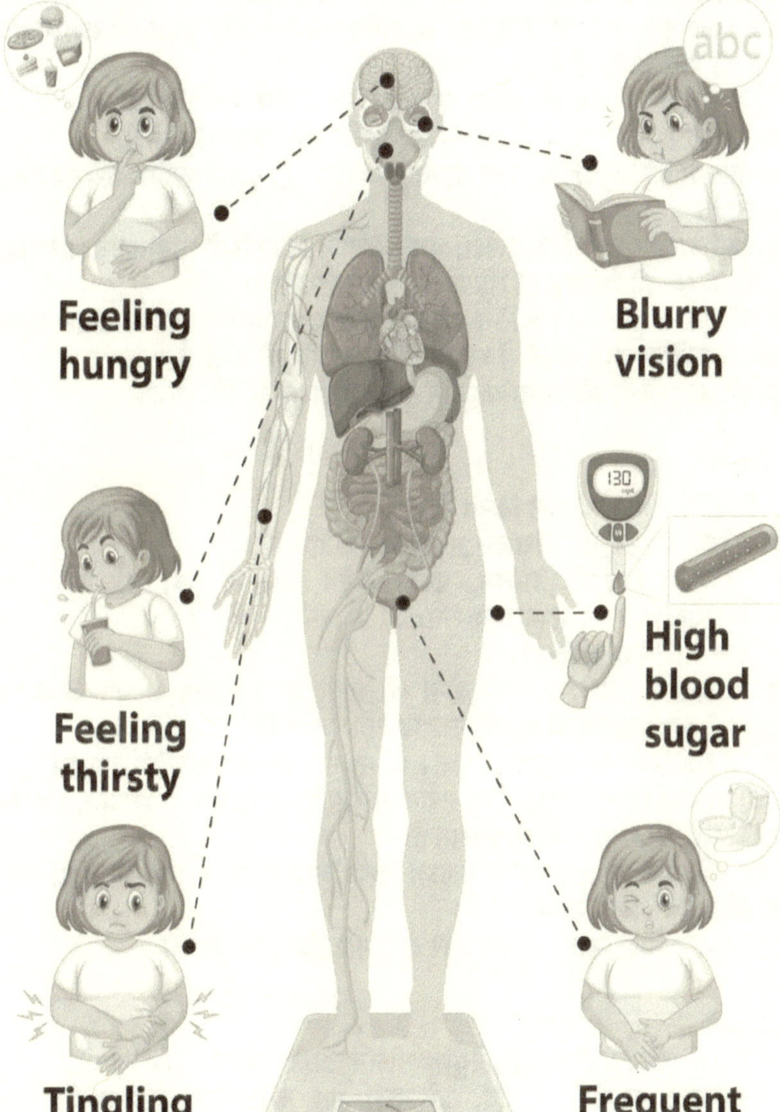

चींटियों का बैठना, शीघ्र ही थकावट का होना तथा आत्मविश्वास की कमी।

मधुमेह के कारण

1. गलत खान-पान—चीनी, मिठाइयां, घी, तेल, मैदे से बनी चीजें, मांस-मछली का अधिक सेवन करने से तथा असंतुलित भोजन के कारण पैंक्रियाज (क्लोम ग्रंथि) जब इंसुलिन नहीं बना पाती तो शरीर की शर्करा के अपाक में रासायनिक प्रक्रिया गड़बड़ा जाती है।
2. शारीरिक परिश्रम की कमी, खेलकूद का अभाव, व्यायाम का अभाव, लंबे समय बैठे रहने का काम करना भी मधुमेह के मुख्य कारणों में से है।
3. मोटापा भी मधुमेह का एक महत्वपूर्ण कारण है, इससे क्लोम ग्रंथि पर दबाव पड़ता है।
4. दीर्घकालीन मानसिक क्लेश, भय, चिंता व अशांति से एड्रिनल व थायराइड ग्रंथियां क्षुब्ध हो जाती हैं तो मूत्र शर्करा बनने लगती है।
5. भोजन के तुरंत बाद कठिन परिश्रम या सहवास करना, अति सहवास करना अथवा अधिक कार्य करने से क्लोम ग्रंथि कमजोर हो जाती है।
6. इन कारणों के अतिरिक्त यह रोग पैतृक विरासत से भी आता है।

योग उपचार

1. नियमित रूप से कुंजल क्रिया करना।
2. भस्त्रिका व उड्डियान बंध का अच्छा-खासा अभ्यास।
3. सामान्यतः सभी आसन, परंतु विशेष रूप से (क) नौकासन (ख) अर्धमत्स्येन्द्रासन का अभ्यास करना।
4. खूब शारीरिक परिश्रम।
5. भोजन में नमक व चीनी दोनों की कमी करना। सादे भोजन के रूप में गेहूं-चने का सूप, उबली सब्जी, सलाद, फुल्का आदि।

इसके अतिरिक्त निम्नलिखित उपचार भी मधुमेह को ठीक करने में उपयोगी हैं—

(क) अन्य आसनों में पश्चिमोत्तानासन, योगमुद्रा, धनुरासन, मयूरासन, हलासन आदि भी अच्छे प्रभावशाली आसन हैं।

(ख) यदि शंखप्रक्षालन करके इलाज किया जाए तो शीघ्र लाभ होगा। एनिमा व गीली पट्टी भी किये जा सकते हैं।

(ग) कपालभाति, नाड़ी-शोधन और अग्निसार क्रिया भी श्रेष्ठ हैं।

आहार

आहार में गरिष्ठ व मिर्च-मसालेयुक्त भोजन छोड़कर सादा, सुपाच्य भोजन करें। घी-रहित रूखी रोटी, सलाद, खट्टे फल, गेहूं, करेला, आंवला, लौकी, तुरई, टिंडा, परवल, सेम, ग्वार की फली, पालक, मेथी, चौलाई आदि हरी सब्जियां, धनिया, गाजर, अंकुरित अन्न (मूंग, मोठ, चना, मसूर आदि) का अधिक सेवन

करें। रात का भोजन सोने से तीन घंटे पहले करें। यह भोजन सादा व सुपाच्य हो। रोटी-चावल कम खायें। अधिक हो तो सब्जियों का सूप भी लिया जा सकता है। ऋतु संबंधी सब्जी व फलों का सेवन करें। चाय, कॉफी व शराब से परहेज करें।

महत्वपूर्ण सुझाव

उपर्युक्त विचारों के अतिरिक्त कुछ महत्वपूर्ण सुझाव यहां दिये जा रहे हैं, जिनके अपनाने से इस भयंकर रोग से छुटकारा पाने में सहायता मिलती है।

1. इंसुलिन के इंजेक्शन रक्त में शर्करा को कम करते हैं। अतः हानिकारक होते हैं। साथ ही अति व्यायाम और कम मात्रा में भोजन करने से शर्करा की कमी हो जाती है, जिससे बहुत अधिक खतरा पैदा हो सकता है।
2. तेज चाल से तथा गहरी श्वास सहित लंबा घूमना, सूर्य स्नान करना, शरीर की तेल से मालिश करना, भार कम करना, सही मुद्रा (पोज) में रहना (उठना, बैठना व चलना) भी उपयोगी उपाय हैं।
3. तनाव उत्पन्न करने वाले कारकों से बचने का प्रयास करें। सदा प्रसन्न रहें।
4. दिन भर में तीन-चार करेलों का रस पिएं और जामुन की गुठली अथवा हरे पत्ते पीसकर प्रातः सायं खाएं।
5. प्रातः खाली पेट सदाबहार के 3–4 पत्ते चबाएं।
6. खाना खाते ही पेशाब जाने से भी इस रोग की संभावना नहीं रहती।
7. टमाटर का सलाद, टमाटर की भाजी, टमाटर के रस को पानी की तरह प्रयोग करने से 15 दिन में मधुमेह दूर हो जाता है।

हमारे साधना केन्द्रों पर इस रोग के सैकड़ों मरीज आते हैं। उनमें अनेक तो नियमित योगाभ्यास करने और खान-पान ठीक करने से ही सामान्य स्थिति में आ गये हैं।

तनाव
(Tension)

लक्षण

तनाव मन की वह स्थिति है, जिसमें मनुष्य एक खास बोझ अपने मन पर समझता है। एक अंतर्द्वंद्व उसके अंदर चलता रहता है। छोटे-छोटे काम में भी तनाव (खिंचाव) बना रहता है। हर काम में जल्दीबाजी व परेशानी का स्वभाव बन जाता है। कई बार तो बिना बात के भी यह तनाव देखा जाता है, मानो हर किसी से वह उलझता रहता हो। विज्ञान भी इस बात को स्वीकारता है कि तनाव से शारीरिक और मानसिक बीमारियाँ पैदा होती हैं।

तनाव की रासायनिक प्रक्रिया

महसूस करता है। उसका स्वभाव चिड़चिड़ा बन जाता है। उसके चेहरे की मुस्कराहट गायब हो जाती है। चेहरा कांतिहीन व सलवटों से युक्त रहता है। बेचैनी उसे घेरे रहती है।

कारण

तनाव के अनेक कारण हैं, जिसमें प्रमुख कारण है, अनिर्णय की स्थिति। निर्णय लेने तक जो अंतर्द्वंद्व मन में चलता है, वही तनाव को जन्म देती है।
इसके अतिरिक्त किसी दुर्घटना व हानि का भय, अचानक किसी काम में रुकावट का आना, थकावट, काम की अधिकता, अपनी क्षमता से अधिक कुछ करने की होड़, निराशा, किसी अधिकारी का अन्याय, व्यावसायिक समस्याएँ, टूटते परिवार, समाज की दूषित व्यवस्था, सहनशीलता व धैर्य की कमी आदि तनाव को उत्पन्न करने वाले घटक हैं। चित्र में तनाव-पथ दर्शाया गया है।

योग उपचार

तनाव की स्थिति में जब भी कोई व्यक्ति हमारे पास आता है, हम उसे लिटा कर केवल 10–15 मिनट शवासन कराते हैं। इससे उसके शरीर के तनाव के साथ ही मन का तनाव भी दूर हो जाता है। व्यक्ति हल्का-फुल्का महसूस करने लगता है। शवासन अपने-आप में प्रभावशाली साधन है। इसके अतिरिक्त अनेक उपयोगी व महत्वपूर्ण तरीके हैं, जिनसे तनाव से मुक्ति पायी जा सकती है। कुछ तनाव से पीड़ित महिलाओं पर शशांकासन और ॐ की सस्वर ध्वनि का जादुई असर देखा गया है।

HYPERTENSION

Hypertension occurs when blood pressure in the arteries is persistently elevated. It can lead to severe health complications and increase the risk of heart disease, stroke, and death.

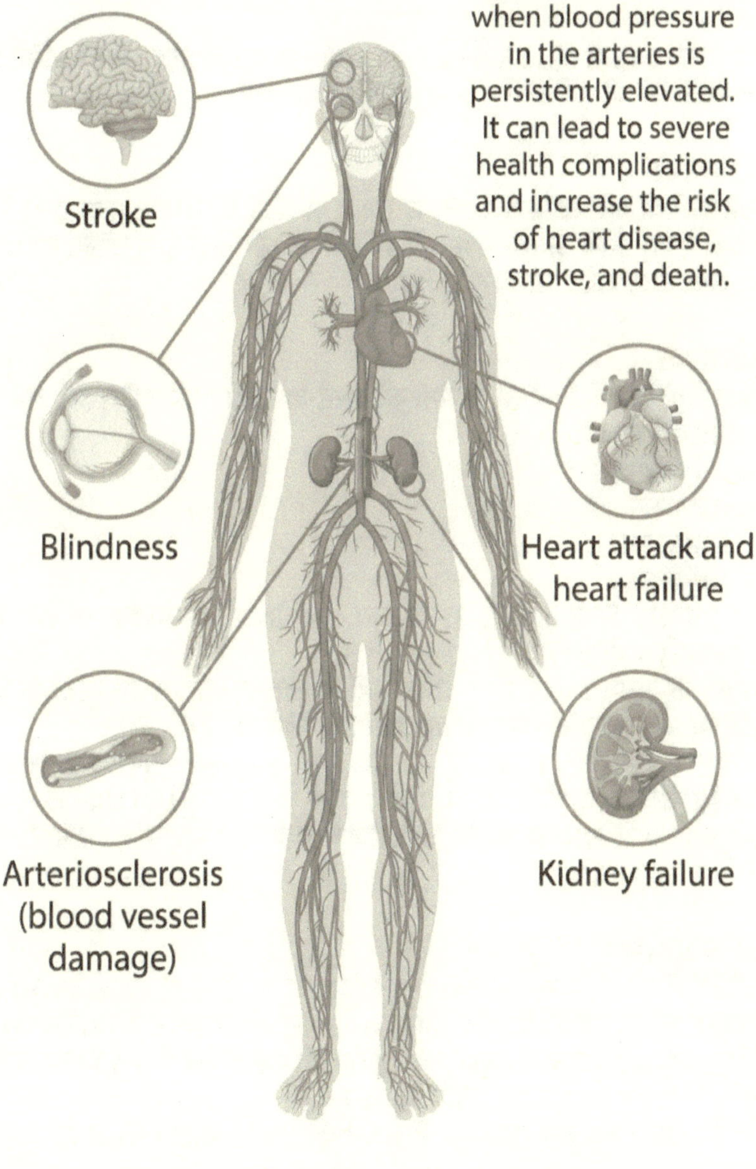

प्राणायाम

प्राणायाम में दीर्घ श्वास-प्रश्वास, शीतली, लोम-अनुलोम, कपालभाति, उज्जायी, भ्रामरी आदि प्राणायाम मन के तनाव को दूर करने में महत्वपूर्ण भूमिका अदा करते हैं।

ध्यान

ध्यान मन का स्नान है। तनाव मुक्ति का अचूक साधन है। प्रातः-सांय 15 मिनट से लेकर आधा घंटे तक इसका अभ्यास करना चाहिए।

योगनिद्रा

कई रोगियों को, जो लंबे समय से तनाव से ग्रस्त थे, योगनिद्रा के द्वारा ठीक किया गया। उनके अवचेतन मन की ग्रंथियों को योगनिद्रा द्वारा खोला गया। मन के साथ-साथ शरीर भी स्वस्थ हुआ।

योगासन

कुछ रोगी ऐसे भी मिले जो आसनों को करते-करते ही तनाव रहित होने लगे।

1. पश्चिमोत्तानासन
2. अर्धमत्स्येन्द्रासन
3. भुजंगासन
4. सर्वांगासन
5. शिथिलासन

भी उपयोगी सिद्ध हुए हैं। हास्य योग, कायोत्सर्ग व योगिक मालिश बड़ी लाभकारी पायी गई है।

तनाव के समय आहार लेना उचित नहीं है। अक्सर लोग तनाव मुक्ति के लिये तले पदार्थ, दालमोंठ, नशा (शराब आदि) के लिये लेते हैं।

आहार में कम मिर्च व मसाले व नमक वाले शाकाहारी सुपाच्य पदार्थ लेना चाहिए। अधिक ताजी सब्जियाँ, फल व फलों के रस व सूप का सेवन करें। कोई भी चीज जैसे चाय व कॉफी जो उत्तेजनात्मक हैं, न लें। नींबू का पानी, मट्ठा अधिक मात्रा में लें।

अन्य सुझाव

जीवन में सकारात्मकता लायें। अपने विश्वसनीय लोगों से अपनी समस्या पर विचार करें। हर एक घंटे बाद अपने कार्य स्थल को छोड़कर शिथिलीकरण की क्रिया जो खड़े होकर की जा सकती है (हमारी एक विशेष भेंट) 5 मिनट के लिए करें। लगातार काम करना तनाव पैदा करना है।

किसी प्रकार का वेग (मल-मूत्र विसर्जन की इच्छा) न होने दें। प्रसन्न रहना व

हँसना तनाव मुक्ति में एक महा औषधि है। विशेष रूप में प्रातः व सांय अपने प्रियजनों में बैठकर खूब खिल-खिलाकर हँसें।

एक समय थोड़ा खेल के लिये निकालें, जिसमें छोटे बच्चे भी हों। साल में एक-दो बार देशाटन परिवार सहित करें व प्रकृति से जुड़ें। तनाव-मुक्ति में कीर्तन, जप, स्वाध्याय के साथ-साथ आहार की सादगी, शांतिपूर्वक खाना खाने की आदत भी सार्थक प्रभाव डालते हैं।

स्वसुझाव तनाव मुक्ति में सबसे सफल प्रभावी क्रिया है।

हृदय रोग
(Heart Disease)

हृदय रोग के लक्षण

पीठ से दर्द उठता हुआ-सा अनुभव होता है। शरीर में भारीपन महसूस होता है, मानों भारी वजन लाद दिया गया हो। बेहद बेचैनी अनुभव होती है। ठंडे पसीने से शरीर तर-बतर हो जाता है। एक प्रकार का धक्का सा लगता है। सांस भी मुश्किल से आती है। नाड़ी हल्की व तेज चलती है। रक्तचाप कम हो जाता है।

हृदय रोग के कारण

अधिक मात्रा में गरिष्ठ भोजन करना, रक्त में कॉलेस्ट्रॉल का जमना, अतिसहवास करना, शराब, तेज दवाइयां, धूम्रपान, दोषपूर्ण फेफड़े, रक्त विकार, मानसिक तनाव तथा शौच के दबाव को रोकना तथा उच्च रक्तचाप आदि।

योग उपचार

हृदय-रोग का आक्रमण होने पर तीन सप्ताह तक पूर्ण विश्राम की आवश्यकता है। दिन में कई बार शवासन व योग-निद्रा का अभ्यास 10 से 40 मिनट तक करना चाहिए।

आवश्यकता के अनुसार एनिमा आदि से पेट साफ रखें। चौथे सप्ताह पवन मुक्तासन व उत्तानपादासन जैसे आसनों का अभ्यास शुरू कर दें। शवासन व योग निद्रा भी करते रहें पर उनकी आवृत्ति कम कर दें। पांचवे सप्ताह इनमें भुजंगासन और शलभासन व मत्स्यासन और जोड़ लें। छठे सप्ताह योग मुद्रा व विपरीतकरणी-मुद्रा को भी शुरू कर दें। ध्यान रहे कोई भी आसन श्वास रोक कर न करें। हर आसन के बाद विश्राम लें।

शरीर शिथिलीकरण, योगनिद्रा, योगिक मालिश ध्यान हृदय रोग के लिए अचूक उपाय है। ध्यान के ढाई अक्षरों में मन के विकारों को नष्ट करने की शक्ति छिपी है।

आहार

उचित आहार की दृष्टि से हृदय रोगी को चिकनाई, नमक, अति मीठा और कार्बोहाइड्रेट से बचना चाहिए। तली-भुनी चीजें बंद कर दें। यहां निम्न तालिका दी जा रही है, उसमें आवश्यकतानुसार परिवर्तन किया जा सकता है।

सुबह - मौसम्मी, संतरा या किसी भी फल का रस एक कप या रुचि के अनुसार

कोई एक ताजा फल। या बिना नमक मिर्च के अंकुरित अन्न 1/4 कप।

CORONARY ARTERY DISEASE

CAUSES

- Atherosclerosis
- Risk factors:
  Smoking
  High blood pressure
  High cholesterol
  Diabetes
  Obesity
  Sedentary lifestyle
  Family history of heart disease
  Unhealthy diet
  Excessive alcohol consumption
  Chronic stress

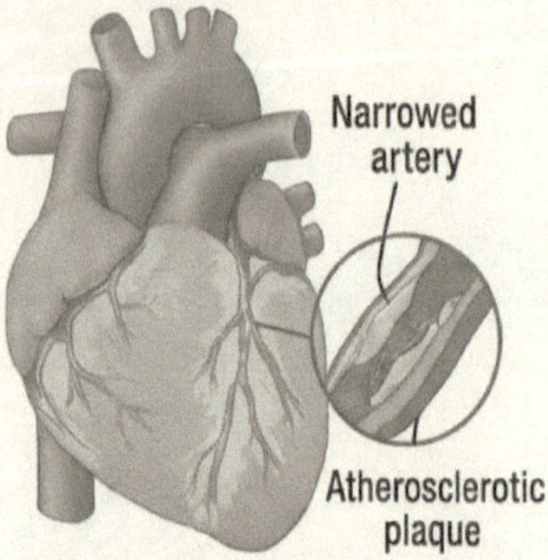

DIAGNOSIS

- Electrocardiogram
- Echocardiogram
- Stress testing
- Cardiac biomarkers
- Coronary angiography

PREVENTION

- Regular physical activity
- Heart-healthy diet
- Avoid tobacco and limit alcohol
- Control diabetes and high blood pressure
- Manage other medical conditions

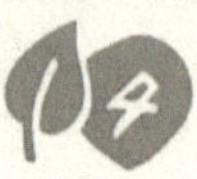

SIGNS AND SYMPTOMS

- Angina (chest pain)
- Shortness of breath
- Fatigue
- Palpitations

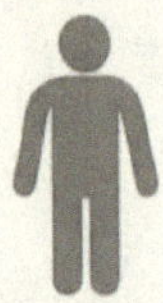

TREATMENT

Lifestyle modifications
- Healthy diet
- Regular exercise
- Smoking cessation
- Weight control

Medications
- Antiplatelets
- Statins
- Beta-blockers
- ACE inhibitors
- Nitrates
- Calcium channel blockers

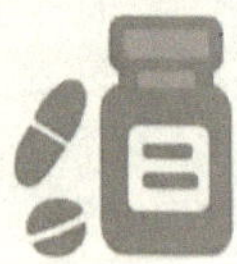

- Coronary artery bypass grafting

दोपहर -
(1) नमक रहित सलाद एक कप, सलाद में ककड़ी, खीरा, टमाटर, मूली, गाजर, पत्ता गोभी आदि रखें।
(2) गेहूं की चपाती, इच्छानुसार।
(3) घिया का रायता, यह दिल को मजबूत करने में लाजवाब है।
तीसरे पहर -
आम और लीची को छोड़कर कोई भी ताजा फल।
रात में -
दोपहर की तरह, परंतु थोड़ी मात्रा में भोजन करें। आहार 2-2 घंटे बाद थोड़ा-थोड़ा लें।
यदा-कदा सारे शरीर में तेल की हल्की मालिश भी करें।

इलाज से बेहतर रोकथाम

हृदय रोग न हो पाये इसके लिए प्राथमिक रोकथाम की दृष्टि से कुछ बातों का ध्यान रखना चाहिए।
1. योगाभ्यास
2. उचित खान-पान व व्यवहार, सादा-सुपाच्य आहार।
3. धूम्रपान, उत्तेजित पदार्थ, तेज दवाइयां व शराब से बचने का ध्यान शुरू से ही रखा जाए।
4. जीवन की गति (काम-काज) को संतुलित करना अर्थात् अति से बचना चाहिए।
5. उचित मानसिक दृष्टिकोण बनाना तथा तनाव से दूर रहना।
6. उच्च रक्तचाप, मधुमेह, स्थूलता आदि रोगों पर नियंत्रण रखना।
7. रक्त में कॉलेस्ट्रॉल की कमी करना तथा दही, लौकी का रायता, आंवलों आदि का प्रयोग।
8. नियमित रूप से योगासन, ध्यान आदि करना और योगमय जीवन व्यतीत करना।
9. आवश्यक नींद व आराम लेना।
10. व्यसनों से दूर रहने का प्रयत्न करना।

यदि हृदय का दौरा पड़ ही जाए तो तुरंत तीन मिनट के भीतर निम्नलिखित उपाय करें। ये उपाय उपयोगी सिद्ध हुए हैं -
1. रोगी के पैर ऊँचे रखें, सख्त स्थान पर लेटा दें।
2. सीने के बीच की हड्डी पर मुक्के से प्रहार करें।
3. दिल को दबाकर दोनों हाथों की हथेली ऊपर नीचे रखकर मालिश करें।
4. मुंह लगाकर श्वास भरें।
यदि रोगी को यह महसूस हो कि उसे हृदय का दौरा पड़ने वाला है तो लहसुन

की 4 कलियां चबा लें और अंगूठे को हाथ की बीच की दोनों उंगलियों के अग्रभाग से दबाएं और तर्जनी को अंगूठे के मूल स्थान पर लगाएं तो हृदय गति रुकेगी नहीं।
उपचार के लिए निम्नलिखित बातों को भी अपनाना अच्छा है:-

महत्वपूर्ण सुझाव

अपनी दिनचर्या में बदलाव लायें। हमेशा प्रसन्न व ईश्वरवादी बनें।
1. सप्ताह में होने वाली छुट्टी को अपने व परिवार के लिए सुरक्षित रखें। किसी न किसी मनोरंजन के साधन को अपनाएं। घर में बच्चों के साथ आनन्द के क्षण बिताएं, उनसे दिल खोलकर मिलें, गंभीर न बने रहें।
2. कम से कम वर्ष भर में एकाध रमणीक स्थान पर भ्रमण के लिए अवश्य जाएं।
3. हर सीने का दर्द हृदय रोग नहीं है। कई बार दर्द गैस के कारण भी होता है।
4. हृदय के आक्रमण के तीन सप्ताह बाद यदि चिंताजनक लक्षण नहीं है, हृदय की धड़कन सामान्य है, फेफड़े भी स्वस्थ हैं, हृदय के आकार में कोई खास परिवर्तन नहीं हुआ है, पैर में सूजन नहीं है, तभी हिलने-डुलने की क्रिया करें।
5. तीन सप्ताह के बाद अधिक आराम भी हृदय के रोगी के लिए ठीक नहीं है।
6. वैज्ञानिक खोजों से पता चला है कि बंगाली (काले) चने की दाल खाने से और सूर्यमुखी के तेल में भोजन पकाने से हृदय आघात नहीं लगता।
7. भोजन के बाद 15-20 ग्राम गुड़ खाने से हृदय की दुर्बलता दूर होती है।
8. हृदय की दुर्बलता (दिल की कमजोरी, जी घुटना, दिल बैठना) आदि कोई कष्ट हो तो एक चम्मच शहद गुनगुने पानी में घोल कर पी लें।
9. दिल ज्यादा धड़कता हो या बहुत मंद तब सेब का मुरब्बा खाने से अवश्य आराम मिलेगा।
10. निद्रा खुलने पर दायें करवट लेकर कुहनी का सहारा लेकर उठना चाहिए।
11. योग करते समय श्वास न रोकें।
12. स्व सुझाव हृदय रोग ठीक होने करने में बहुत लाभकारी है।
13. अर्जुन के छाल की चाय प्रातः व सायं लें, लाभ मिलेगा।
14. भोजन के बाद पीठ के बल लेटें व 8 बार लम्बी गहरी श्वास लें, फिर दायें मुड़कर लेटें और 16 बार श्वास लें, फिर बायें करवट लेकर 32 बार श्वास लें।
15. हमेशा दायें करवट लेकर कुहनी की मदद से उठें। कभी भी सीधे न उठें।

उदाहरण

हृदय रोग संसार का एक खतरनाक रोग माना गया है। परन्तु यौगिक जीवन व्यतीत करने से निश्चित जीवन जिया जा सकता है। दो उदाहरण यहां ऐसे दिये जा रहे हैं, जिन्हें हृदय रोग था। पहले वे जिन्हें यों तो बहुत सारे रोग थे और पहला दिल का दौरा भी पड़ चुका था। ये हमारी कक्षा में आए। इन्होंने आसन प्राणायाम आदि को धीरे-धीरे बढ़ाया। प्राणायाम का विशेष अभ्यास किया।

आहार में भी सुधार किया। वे भले-चंगे रहने लगे।
दूसरा उदाहरण जिन्हें दिल का पहला दौरा पड़ा। महीने भर तक विश्राम, परहेज आदि से उन्हें कुछ आराम मिला तो वे एक दिन हमारे साधना केन्द्र पर आए, फिर तो नियमित रूप से आते रहें। शुरू में उन्होंने शिथिलासन व शवासन का ही अभ्यास किया और लंबे धीमे श्वास लेने का भी अभ्यास किया।

कुछ दिनों के बाद वे हल्के आसन—पवन मुक्तासन, उत्तानपाद, मकरासन, भुजंगासन व शलभासन आदि अपनी क्षमतानुसार करने लगे। उन्हें हर आसन विश्राम-सहित तथा बिना श्वास रोके करने को कहा गया। प्राणायाम में अनुलोम-विलोम तथा अग्निसार क्रिया क्षमतानुसार करने लगे। उन्होंने खान-पान में सादगी अपनायी। धीरे-धीरे वे अपने भीतर ताकत महसूस करने लगे। कोई कह नहीं सकता कि कभी वे दिल के मरीज भी थे। इस घटना को कई वर्ष हो चुके हैं, वे बराबर योगाभ्यास कर रहे हैं।
इन दोनों उदाहरणों से यह सिद्ध हो जाता है कि योगमय जीवन इस भयंकर रोग से भी बचा सकता है। कुछ डॉक्टर रोगी के मन में यह भय बैठा देते हैं कि योगाभ्यास नहीं करना चाहिए। अब इन दो घटनाओं से उनकी यह धारणा गलत सिद्ध हो जाती है।
"हृदय चौबीसों घंटे काम करता है। अतः इस महत्वपूर्ण अंग की रक्षा करना हमारा परम कर्त्तव्य है। पहले हम समझें कि हृदय रोग का आक्रमण क्या है? हार्ट अटैक में क्या होता है।"

हृदय रोक का आक्रमण (Heart Attack)

जब कोरोनरी धमनी अत्यंत संकरी हो जाती है तब उसमें पूर्णतः अवरोध आ जाने पर हृदय के उस भाग को रक्त नहीं मिल पाता। परिणामस्वरूप हृदय के उस भाग के स्नायु सुचारु रूप से काम नहीं कर पाते हैं।
इन तीनों स्थितियों का प्रस्तुतिकरण आकृतियों के रूप में नीचे दिया गया है–
प्रथम स्थिति :
रक्त का वहन-मार्ग, कोरोनरी धमनी संकरी हो चुकी है, फिर भी हृदय को पर्याप्त मात्रा में रक्त उपलब्ध हो जाता है।
दूसरी स्थिति :
प्रारंभिक, बढ़ी हुई, बहुत बढ़ी हुई
कोरोनरी धमनी अधिक संकरी हो जाती है। आराम की स्थिति में तो हृदय को रक्त पर्याप्त हो जाता है, पर शारीरिक या मानसिक श्रम के समय आवश्यक अतिरिक्त रक्त हृदय को नहीं मिल पाता। फलतः हृदय में दर्द उठता है।
तीसरी स्थिति :
उस समय छाती में दर्द, श्वास-प्रश्वास में कठिनाई उत्पन्न होती है, उसी को हृदय रोक का आक्रमण अथवा दिल का दौरा कहते हैं।

हृदय रोग के कुछ भेद

(1) धमनियों को कड़ा होना (Atherosclerosis) — धमनियों को भीतरी दीवारों में चर्बीदार पदार्थों के लगातार जमा होने से मोटी हो जाती हैं। रक्त-प्रवाह में उससे रूकावट पड़ जाती है। रक्त संचार रूक जाता है। कभी–कभी रक्त जम भी जाता है।

(2) हृदय-धमनियों का अचानक रुक जाना (Coronary-Thrombosis)
हृदय की किसी धमनी या उसकी शाखा में अचानक रूकावट आ जाती है। संकरी धमनी फिर उसमें खून के थक्के का जमना हृदय के दौरे का कारण बनता है। सीने एवं बांहों में दर्द व पसीना भी आ सकता है।

(3) दिल का कमजोर होना (Degenerative Heart Disease)
रक्त नलिकाओं से क्रमशः सड़ने-गलने से यह रोग होता है। तंबाकू के अधिक सेवन से अधेड़ आयु के लोगों में यह रोग होता है। मांस-पेशियां कार्य तो करती है पर शक्तिहीन होने से स्वस्थ मांस-पेशियों की भांति आवश्यक क्रियाओं को निभा नहीं पाती।

(4) अधिक तनावपूर्ण हृदय (Hypertension) जिस व्यक्ति को उच्च रक्तचाप रहता है, उसकी हृदय की मांस-पेशियों पर बहुत अधिक भार पड़ता है, जिसमें उनके तंतु टूट जाते हैं, उससे रक्त की पूर्ति कम होती है। कभी मस्तिष्क में खून की कमी से लकवा तक मार जाता है।

अनिद्रा
(Insomnia)

नींद और उसका महत्व — नींद तन और मन का शिथिलीकरण है। जब शरीर थक जाता है, तब मन काम करता है। जब मन थक जाता है, तब नींद आती है। नींद हमारे जीवन की एक अत्यंत महत्वपूर्ण क्रिया है। यह हमारा आहार है। शारीरिक तथा मानसिक स्वास्थ्य के लिए यह एक दैनिक आवश्यकता है। नींद से थकावट दूर होती है। शरीर और मन में ताजगी, शक्ति व स्फूर्ति आती है।
महर्षि चरक का कथन है कि सुख-दुःख, शक्ति और अशक्ति, जीवन और मृत्यु — सब निद्रा पर आधारित हैं। निद्रा एक वृत्ति है, जो मन के निरोध करने का उपयोगी साधन है।

लक्षण

अनिद्रा हमारे गलत आचार-विचार का दंड है। अनिद्रा ऐसा रोग है जिसमें रोगी रात को करवट बदलते-बदलते थक जाता है। नींद नहीं आती। बेचैनी बनी रहती है। रात भर विचारों का चक्र चलता रहता है। नींद ठीक से न आने पर चिड़चिड़ापन, बेचैनी, माथे में भारीपन, सिरदर्द, तन्द्रा, थकान, अरुचि तथा कब्ज जैसे दुष्परिणाम दृष्टिगोचर होने लगते हैं।
अनिद्रा रोग के अनेक मरीज हमसे मिले। यहाँ केवल दो उदाहरण दिए जा रहे हैं।

अनिद्रा के कारण

1. सोते समय किसी विषय के बारे में सोचते रहना तथा मन का अशांत रहना।
2. नशीले व उत्तेजक पदार्थों का सेवन करना।
3. गंदा साहित्य पढ़ना भी ऊल-जलूल विचारों को जन्म देता है, जिससे नींद उड़ जाती है।
4. स्नायु दुर्बलता, दिमागी खुश्की, पाचन की दुर्बलता तथा कब्ज रहना आदि।

अतः इन कारणों को भी दूर करने पर सुखद नींद का आनंद लिया जा सकता है।
3) अन्य सुझाव

इन सुझावों के अतिरिक्त अन्य कारगर सुझाव भी अनिद्रा को दूर करने में सहायक हैं। जैसे —
1. सोने का स्थान शांत, स्वच्छ, खुली हवा से युक्त, रोशनी मंद या प्रकाश रहित हो।
2. आसन — सूर्य नमस्कार, 1. पश्चिमोत्तान, 2. सर्वांगासन, 3. मत्स्यासन का अभ्यास करना।
3. प्राणायाम — नाड़ी शोधन प्राणायाम, गर्मी हो तो चन्द्रभेदी प्राणायाम और

WHAT ARE THE SIGNS AND SYMPTOMS OF INSOMNIA?

The main symptom of insomnia is trouble falling and/or staying asleep, which leads to lack of sleep. The lack of sleep can cause other symptoms, such as:

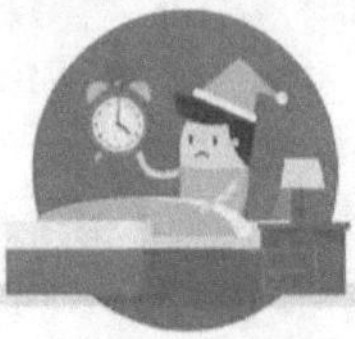

Waking up feeling tired or not well rested

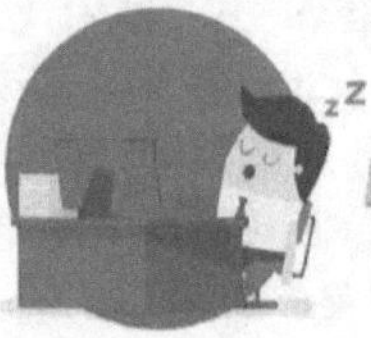

Feeling tired or very sleepy during the day

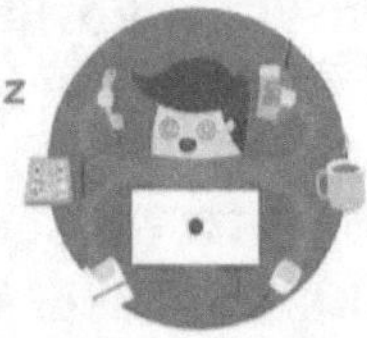

Having trouble focusing on tasks

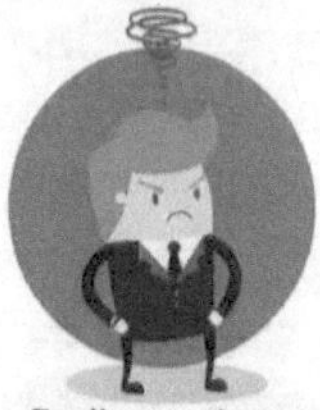

Feeling anxious, depressed, or irritable

CAUSES OF INSOMNIA

There are two types of insomnia: Primary and Secondary

The most common type is secondary insomnia. More than 8 out of 10 insomnia are believed to have secondary insomnia. Secondary **insomnia** means that the insomnia is a symptom or a side-effect of some other problem.

Causes of Secondary Insomnia:

- Medical illnesses, such as some heart and lung diseases
- Pain, anxiety, and depression
- Medicines that delay or disrupt sleep as a side-effect
- Caffeine, tobacco, alcohol, and other substances that affect sleep
- Another sleep disorder, such as restless legs syndrome, a poor sleep environment, or a change in sleep routine
- Caffeine or other stimulants
- Tobacco or other products with nicotine
- Alcohol or other sedatives

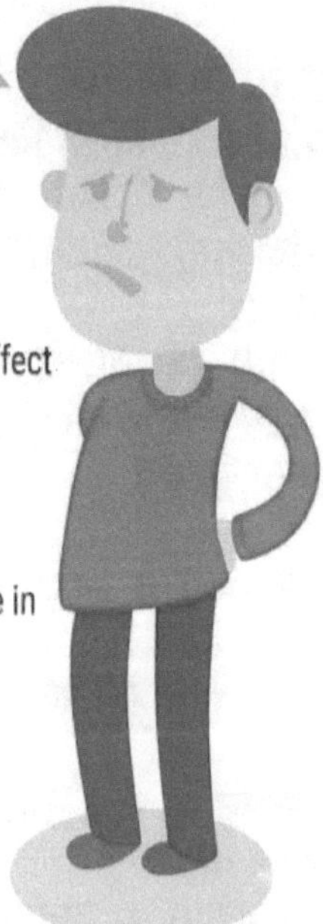

सर्दी हो तो सूर्यभेदी प्राणायाम।
4. रीढ़, सिर तथा पैरों के तलवों की मालिश करना।
5. उल्टी गिनती करना।
6. गायत्री मंत्र अथवा किसी लय मंत्र का जाप करते रहना।
7. शरीर में होने वाली संवेदनाओं को दृष्टाभाव से देखने से तन और मन दोनों को आराम मिलता है और नींद आएगी।

आहार

आहार सादा, सुपाच्य, शाकाहारी भोजन लें। मिर्च-मसालों का कम उपयोग करें। चाय, कॉफी व अन्य उत्तेजनात्मक पदार्थों का सेवन न करें। मौसमी फलों, हरी साग-सब्जियों का सूप लें। रात में सोने के पहले अंजीर, मुनक्का गर्म दूध के साथ लें।

उदाहरण

(क) कई वर्षों से वे अनिद्रा के शिकार थे। उन्होंने बताया, "सालों से मुझे ठीक से नींद नहीं आ रही है। दो सालों से तो बिल्कुल ही नहीं आ रही है। नींद के न आने से मुझे ऐसा लगता है कि मैं पागल ही न हो जाऊँगा।"
उन्हें अच्छी नींद आए, इस विषय में जो सुझाव दिए गए, उन्होंने उनका पालन किया और चंद ही दिनों में उन्हें नींद आने लगी। सुझाव इस प्रकार थे —
1. सादा-सुपाच्य भोजन करें। रात्रि का भोजन हल्का तथा सोने से तीन घंटे पूर्व लें।
2. बहुत तड़के ही बिस्तर छोड़ दें। सारा दिन फिर बिस्तर पर न लेटें, न बैठें। रात को 10 बजे से पहले न सोओ।
3. नित्य प्राणायाम करो, विशेषकर सर्वांगासन का अभ्यास 2 मिनट से लेकर 8-10 मिनट तक बढ़ाओ।
4. प्रातःकाल तेज चाल के साथ भ्रमण करो। शाम को भी टहलो।
5. रात को सोने से पहले 10 मिनट प्रार्थना या ध्यान में बैठो।
(ख) एक सज्जन कई महीनों से अनिद्रा रोग से परेशान थे। उन्हें थोड़े ही दिन निम्नलिखित सुझावों पर अमल करना पड़ा, फिर तो उन्हें खर्राटेदार नींद आने लगी। सुझाव इस प्रकार थे —
1. तेज मिर्च-मसाले वाले भोजन को कम कर दें। साधारण भोजन करें। रात में भोजन थोड़ा कम करें।
2. चाय-कॉफी आदि उत्तेजक चीजें बंद कर दें।
3. नियमित रूप से साधना केंद्र पर जाकर सभी आसन करें।
4. देशी घी को पिघलाकर रात को सोते समय ड्रॉपर से नाक में 4-4 बूंद डालें। घी को जोर से ऊपर की ओर खींचें।
5. सोने से पूर्व हाथ-पैर धोएं। आईकप से आँखों को धोकर सोएं।

6. आँखें बंद करके लेटे ही रहो। नींद न भी आए, कोई बात नहीं, पर आँखें नहीं खोलें।
7. शवासन, शिथिलीकरण व योगनिद्रा का अभ्यास करते हुए सोओ।
8. पीठ के बल 16 लंबे व धीमे श्वास लो, दायीं करवट 32 लंबे व धीमे श्वास लो और बायीं करवट 64 लंबे व धीमे श्वास लो। बड़ी जल्दी ही नींद आ जाएगी।
10-15 दिनों में ही उनके स्वास्थ्य में अच्छा-खासा परिवर्तन हुआ। नींद भी सुखद आने लगी।

कब्ज
(Constipation)

संत कबीर के अनुसार 'प्रेम' के ढाई अक्षरों में संसार का ज्ञान छुपा है। गांधी जी के अनुसार 'सत्य' शब्द के ढाई अक्षरों में मानवता का मूल रहस्य छिपा है, इसी तरह यह भी सच है कि 'कब्ज' के ढाई अक्षरों में सभी रोगों के बीज समाये हुए हैं। कब्ज आधुनिक सभ्यता की देन है और सभ्य समाज का रोग है। यह रोग सर्व व्यापक-सा हो गया है। कब्ज का अर्थ है मल का रुकना, मलाव रोग, कोष्ठबद्धता।

स्वस्थ व्यक्ति का मल–एक स्वस्थ व्यक्ति का मल बंधा हुआ, रस्सी की तरह गोल, लम्बा व लचीला, दुर्गन्ध रहित, भूरा रंग, एक बार में बिना जोर लगाये व बिना चिपके आने वाला होता है। यही आदर्श मल निष्कासन क्रिया है।

कब्ज का लक्षण

समय पर पूरा दिन या कई दिन तक शौच न आना, गाँठदार मल (सुददों) का आना, शौच में अधिक समय लगना, शौच बार-बार जाना, मल का कम या पतला वा बदबूदार होना, शौच के बाद ही हाजत बने रहना, मल के साथ आंव का आना आदि।

कब्ज के दुष्परिणाम

कब्ज के कारण भोजन देर से पचता है, अन्न बड़ी आंत में पड़ा सड़ता रहता है जिससे अपच, गन्दगी, गैस, दस्त, आंव, संग्रहणी, पेट दर्द, कमर दर्द, गुर्दे का दर्द, अपेन्डिक्स का दर्द, कोलाइटिस व बवासीर तथा भूख मरना आदि अनेक रोग होते हैं।

कब्ज के कारण

कब्ज निम्नलिखित कारणों से होता है :- तली-भुनी चीजें, मिठाई, नमकीन, मैदे की बनी चीजें खाना व मिर्च-मसाला से युक्त आहार लेना, उत्तेजक पदार्थों का सेवन करना, अम्ल प्रधान चीजें खाना, बिना छिलके वाली दालें खाना, साक सब्जियों का कम प्रयोग करना, पानी कम पीना, बिना भूख लगे खाना खाना, बार-बार खाते रहना, अति भोजन करना, जल्दबाजी में बिना अच्छे तरह भोजन करना, खाते ही सो जाना, चिंतित बने रहना, देर रात गये सोना, परिश्रम नहीं करना, शौच जाने की इच्छा को दबाना, चाय पीकर शौच जाना, जुलाब के लिए अधिक तेज दवाईयां लेना।

क. अग्निसार क्रिया का तीन मिनट अभ्यास।

ख. शौच के बाद पाव/डेढ़ पाव ताजे पानी का एनिमा लेकर 10-15 मिनट तक

Lifestyle Changes for Constipation Relief

Lifestyle & dietary choices can impact your digestion & bowel movement routine.

1 Eat more Fibre

Aim for 25-38g per day

- Beans and pulses (lentils, chickpeas, kidney beans)
- Whole grains, including oatmeal and buckwheat cereals
- Many fruits and vegetables
- Nuts such as almonds and pecans

2 Increase Fluid Intake

Fluids help keep stool moist, making it easier to pass. Increasing your fluid intake is especially important if you eat a high-fibre diet to help keep stool moving through the intestines.

3 Limit Alcohol

Alcoholic drinks with high alcohol concentrations (anything above 15%) tend to slow down stool transit time, which may impact your bowel movements.

4 Be Physically Active

Physical activity & regular movement may help you stay regular.

5 Try Bowel Training

Go to the toilet at the same time daily, even if you don't feel the urge. Over time, this routine can help make bowel movements more regular.

- Try yoga, tai chi, and qigong as adjunctive therapies.

6 Consider a Supplement

- Magnesium: can increase the amount of water in the intestines.
- Fibre: Supplement if dietary intake is low.

7 Ask Your Doctor About Medications

Some medications, like laxatives and over-the-counter stool softeners, can help you go to the bathroom more comfortably. These include:

- Stimulant laxatives
- Bulk-forming laxatives
- Stool Softeners
- Osmotic Laxatives

उस पानी को अन्दर ही रोकना और उसके बाद फिर शौच जाना।
ग. 1. भुजंगासन, 2. शलभासन, 3. धनुरासन, 4. पादोत्तान, 5. सर्वांगासन का नियमित अभ्यास करना।

1. विशेष प्राणायाम – नासिका द्वारा जल्दी से पूरा श्वास भर कर पूरा पेट भर लें। कुछ देर तक रोकें। जब श्वास उखड़ने लगे तो नासिका द्वारा ही छोड़ दें। कम से कम 10 बार इसका अभ्यास पद्मासन/सुखासन/वज्रासन में बैठकर करें।
2. शंख प्रक्षालन सप्ताह में एक बार करें तो सारी पाचन नली की सफाई हो जायेगी, फिर कब्ज नहीं हो पायेगा।
3. ताँबे के बर्तन में रखा हुआ पानी पीना भी कब्ज को दूर करता है। पानी भोजन के साथ विशेषकर भोजन के तुरन्त बाद न पीयें वरना भोजन से एक/डेढ़ घण्टे पहले/बाद में पीयें।
4. खाना खाने के बाद वज्रासन में 5-10 मिनट बैठें, व बायीं करवट लेटें। इससे भोजन पचने में आसानी होती है।
5. जिन कारणों से कब्ज होता है उन सबको दूर कर दें।
6. सूर्यभेदी व शीतली प्राणायाम भी कब्ज का हरण करते हैं।
7. भोजन के बाद 3 माशे आँवले का चूर्ण फांकने में आमाशय को शक्ति मिलती है और शौच बांधा हुआ होता है।
8. ताजे पानी में शहद 2 चम्मच, एक कागजी नींबू का रस डालकर कई दिन तक पीने से पुराने कब्ज से मुक्ति मिलती है।
9. रात्रि में 25 दाने किशमिश, 5 दाने मुनक्का तथा एक अंजीर डालकर भिगो दें सवेरे उनको खायें, इससे पुराने कब्ज की शिकायत दूर हो जाती है।

आहार

1. आहार कब्ज का सबसे अधिक प्रभावशाली कारण है, अतः उसके परिवर्तन की आवश्यकता है। दोनों समय चोकर युक्त आटे की रोटी में हरी सब्जियां (मेथी, पालक आदि) डालकर राम रोटी खाना अथवा रोटी के साथ प्रचुर मात्रा में सलाद व उबली सब्जी लेना।

दमा
(Asthma)

लक्षण

यह एक प्रचलित धारणा रही है कि दमा एक दुःखदायी, भयानक और दम के साथ जाने वाली व्याधि है; परन्तु यौगिक उपचार से तथा प्राकृतिक चिकित्सा के द्वारा यह रोग जल्दी ही चला जाता है। दम उखड़ने के कारण ही इसे 'दमा' कहते हैं।

मौसम के बदलते ही रोगी की दशा शोचनीय हो जाती है रात्रि में खांसी बढ़ जाती है हल्की सी सर्दी का भी शरीर पर दुष्प्रभाव होता है श्वास नली में सूजन होने से कफ मुश्किल से बाहर निकलता है। शरीर में दुर्बलता आ जाती है दम घुटने लगती है और पसलियां तेज चलने लगती है। रोगी बेचैनी के कारण एक जगह टिक कर नहीं बैठ सकता। गर्दन के पीछे व रीढ़ में खींचने जैसा दर्द उठता है छाती पर दबाव सा महसूस होता है। खांसते-खांसते पसीना छूटने लगता है पुराने रोग में सर्दी लगने, खांसी व हिचकी उठने से दमे का दौरा पड़ जाता है। छाती में धौकनी की तरह धड़कन शुरू हो जाती है तथा खुली हवा में जाने की इच्छा होती है।

रोग के कारण

1. खांसी-जुकाम में अधिक दूध, दही, घी लेते रहना तथा तली भुनी चीजे व गरिष्ठ भोजन अधिक मात्रा में खाना।
2. व्यायाम के कमी से पाचन-तंत्र काम नहीं करता।
3. दवाइयों का अधिक सेवन करने से उनकी प्रतिक्रिया दमे के रोग को जन्म देती है।
4. शरीर में मोटापा व भारीपन तथा चिंता और थकावट भी दमे के रोग के कारण है।
5. धूल, धुंआ, थ्रैसर से गेंहू निकालते समय उड़ने वाले कण, रूई की धुनाई करते समय उसके उड़ते हुये कण, गन्ना मिल की राख के वायुमण्डल में तैरते कण वायु में प्रदूषण फैलाते हैं श्वास के साथ प्रवेश करके वे श्वास क्रिया को गड़बड़ा देते हैं इनसे एलर्जी होने लगती है घर में पशु बांधने से भी रोग को पनपने में सहायता मिलती है।

उपचार एवं सुझाव

(क) प्रातः सवेरे ही सफेदे (युकलिप्टिस) के कई पत्ते पानी में डालकर गर्म करके उसकी भाप लेना। आंखों पर पट्टी बांधकर मुंह से श्वास भरकर दायीं नासिका से छोड़ना। इससे खूब पसीना आता था और फेफड़े खुलते हैं।

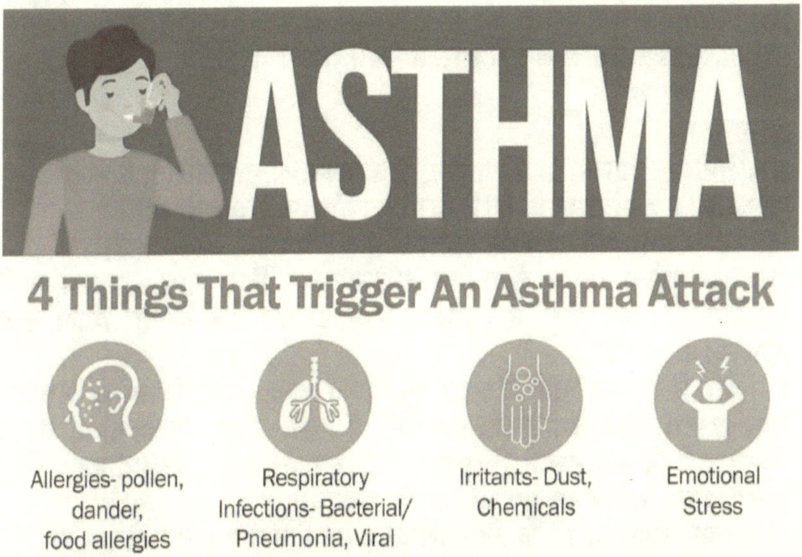
ASTHMA
4 Things That Trigger An Asthma Attack
Allergies- pollen, dander, food allergies
Respiratory Infections- Bacterial/ Pneumonia, Viral
Irritants- Dust, Chemicals
Emotional Stress

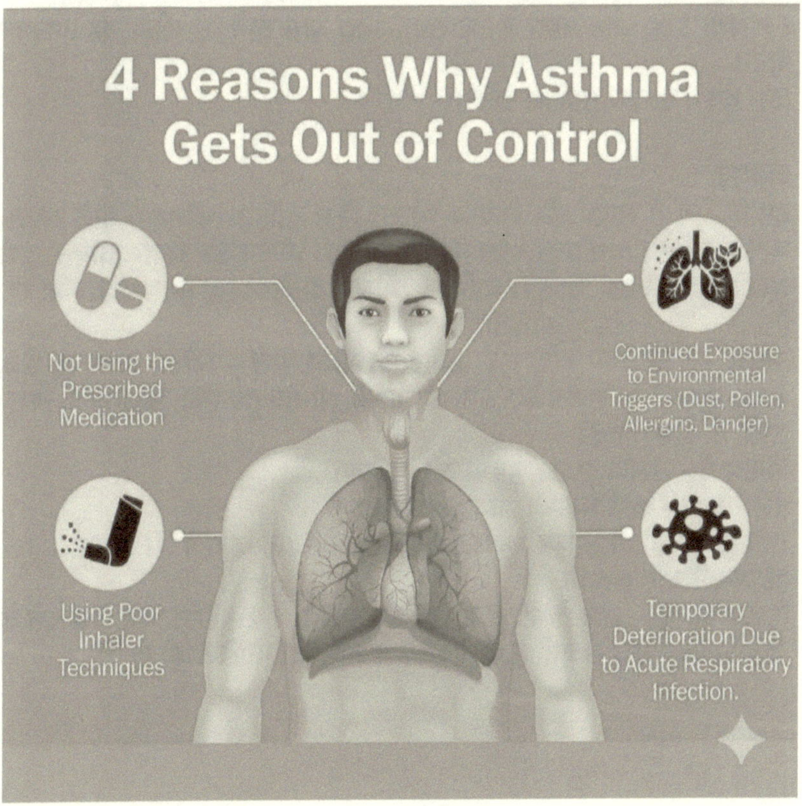
4 Reasons Why Asthma Gets Out of Control
Not Using the Prescribed Medication
Continued Exposure to Environmental Triggers (Dust, Pollen, Allergins, Dander)
Using Poor Inhaler Techniques
Temporary Deterioration Due to Acute Respiratory Infection.

(ख) नियमित रूप से कुंजल का अभ्यास करने से कफ निकलता है।
(ग) गहरा श्वास-प्रश्वास लेने से श्वास प्रणाली कुछ ठीक होती।

आसन

1. पश्चिमोत्तान आसन, 2. कोणासन, 3. उष्ट्रासन, 4. गोमुखासन, 5. शशांक, 6. मत्स्यासन व 7. शंवासन के करते-करते काफी कफ निकलता था।
(ङ) ठंड के समय गर्म पानी की बोतल से पीठ और छाती की सिकाई।
(च) एक महीना अन्न न लें व निम्नलिखित आहार दिया जाय—दो बार भीगी किशमिश, दो बार नींबू-शहद गर्म पानी में, दो बार सेब, दो बार मिली-जुली सब्जियों का सूप लें।
(छ) बाद में रात को पानी में 5-10 मुनक्का व 20-25 दाने किशमिश भिगोकर सवेरे खाना। सवेरे सेंधा नमक गर्म पानी में डालकर सिप करके पीना, चोकर सहित आटे में हरी सब्जी मिलाकर, रोटी बनाकर खाना, सलाद का अधिक प्रयोग करना, गाजर का सूप अधिक सेवन करना।
(ज) कफ समाप्त करने के लिए इस काढ़े को दिन में एक बार लेना—अदरक, मुलहटी, सौंफ, गुलबनफशा, तुलसी के पत्ते, काली मिर्च, छोटी पीपल, छोटी इलायची 500 ग्राम पानी में उबालना, 100 ग्राम रहने पर थोड़ा गुड़ डालकर पीना।
(झ) धूप में बैठकर मालिश करना।

आहार

दमे के रोग में सादा और सुपाच्य भोजन लेना चाहिए। भोजन में मीठे रसदार फल व हरी तरकारी प्रचुर मात्रा में होनी चाहिए। भोजन खूब चबा-चबाकर, कुछ भूख रखकर खाना चाहिए। यहाँ एक भोजन-तालिका का नमूना दिया जा रहा है।
नाश्ता – मौसम का कोई एक प्रकार का मीठा फल—पपीता, खरबूजा, सेब, चीकू, खुमानी या सब्जी का सूप या रात के भीगोए हुए मेवा, किशमिश, खजूर आदि भी ले सकते हैं।
दोपहर में – सलाद, उबली हुई सब्जी, फुलका।
तीसरे पहर – कोई भी एक प्रकार का मीठा फल।
रात्रि में – रात को भोजन सूर्यास्त के करीब और कम मात्रा में लें। सलाद, उबली हुई सब्जी और फुलका लें।
विशेष क्रिया – गले के टेंटुये की हल्की उंगली से 2-3 मिनट मालिश दमे के आक्रमण को रोक सकती है। वैसे सुबह व शाम इस मालिश को करें।

परहेज

1. मिठाई, नमकीन, मैदे व बेसन के बने पदार्थ, खटाई, तेल, मूली, दही, केला, दूध, घी आदि का प्रयोग न करें।
2. बहुत अधिक गर्म या बहुत ठंडा पदार्थ न लिया जाए। साथ ही भोजन अधिक मात्रा में न लें।
3. नमी और ठंड से बचना चाहिए।
4. रात में पूर्ण आरामदायक नींद लेने का प्रयत्न करें। सवेरे उठकर खुली हवा में घूमने तथा पार्क में आसन करें।
5. तंबाकू व नशीले पदार्थों का सेवन बंद कर दें।
6. सर्दी में बहुत सवेरे उठकर स्नान न करें।
7. धूल-धुआं, पशुओं के बांधने के स्थान तथा रूई के कणों के बनजे का प्रयास करें क्योंकि इनसे श्वास क्रिया बिगड़ जाती है।
8. चिंता से बचें तथा सही ढंग से सोचने की कला अपनाएं।
9. जिस दिन रोग का जोर हो उस दिन निराहरा रहें, सब्जी का गर्म सूप अधिक से अधिक लें। एक दिन में आराम न मिले तो दो दिन ऐसा करें।
10. दायां स्वर अधिक समय तक चालएं इससे निश्चित ही लाभ मिलेगा।

अन्य सुझाव

रोगी के दमे के लक्षणों व कारणों को अवश्य जान लेना चाहिए। इन उपचारों के अतिरिक्त अन्य सुझाव भी सहायक हैं। जैसे :-

1. एनिमा – कब्ज की स्थिति में एनिमा लेना चाहिए।
2. प्राणायाम – शीतली, उज्जायी, भ्रामरी, कपालभाति तथा सूर्य भेदी प्राणायाम। कुंभक नहीं करना चाहिए।
3. दीर्घश्वास क्रिया – (फेफड़ों को मजबूत करने के लिए) विधि—दोनों एड़ियां मिलाकर, पंजे खेलकर खड़े हों। हाथों को कंधे जितनी ऊंचाई के सामने ले जाएं। हाथों की हथेलियां आपस में मिला हों। सांस को हरा भरते हुए तथा हाथों को ताने हुए दायें-वायें कंथों की सीध में खोलते हुए अधिक से अधिक पीछे ले जाएं। थोड़ा रुककर धीरे-धीरे श्वास छोड़ते हुए वापस पूर्व स्थिति में आ जाएं। यह क्रिया बड़ी ही सरल है। इसे 8-10 बार करें।

अन्य उपयोगी सुझाव

* सूर्योदय से पहले पेड़ के नीचे कम्बल ओढ़कर बैठे विशेषकर पीपल के नीचे सात दिन के बैठने से दमा ठीक हो जाता है।

* स्वसुझाव दमे में विशेष लाभकारी है चूंकि दमे के कारणों में मानसिक तनाव विशेष रूप से रोगी को प्रभावित करता है।

* श्वसन की विशेष क्रिया जिसमें श्वास पहले पेट से फुलाना फिर पसलियों का फुलाना और फिर फेफड़ों का फुलाना शुरू में एक बार में एक अंग क्रियाशील

होगा बाद में सम्पूर्ण पेट पसली व फेफड़े एक बार में एक क्रम से फुलाये जाते हैं।

कुछ उदाहरण

दमे के रोग से पीड़ित कुछ रोगियों के उदाहरण हम यहां दे रहें हैं, जिन्हें साधारण उपचार से पूर्ण लाभ मिला है।

(1) एक व्यापारी, जिनका शरीर भारी हो गया था, श्वास फूलता था, पौन किलोमीटर पैदल जाने के लिए 5 बार बैठना पड़ता था। वे सीढ़ी नहीं चढ़ पाते थे। घर पहुंचकर घंटा भर विश्राम करना पड़ता था। उनको सिर्फ रात का खाना आधा करने को कहा तो वे ठीक हो गये।

(2) 13 वर्ष की एक लड़की को दमे की शिकायत थी। वह केवल सूत्र नेति तथा जलनेति के अभ्यास से ही ठीक हो गयी।

(3) एक 63 वर्षीय महिला के फेफड़ों में इतना श्लेष्मा (मल) इकट्ठा हो गया कि दमा बन गया। डॉक्टर लोग भी उसे कोई खास राहत न दे पायें। वह इतनी कमजोर था कि ऑपरेशन भी नहीं हो सकता था। केवल नेति करने से उसके फेफड़े शुद्ध हो गये और रोग भी जाता रहा।

(4) एक प्रोफेसर को बीस वर्ष पहले दमे का रोग था। सांस उखड़ता था। दवाई लेकर ही लेक्चर दे पाते थे। उन्हें केवल कुंजल कराया। उस दिन उन्हें जो सुख मिला तो उन्होंने बताया, "मुझे लगा आज मैंने कई सालों बाद सही सांस लिया।" अन्य यौगिक क्रियाएं करने पर उन्हें पूर्ण आराम आ गया।

(5) अनेक रोगियों को नेति, कुंजल, कपालभाति प्राणायाम, लंबे गहरे श्वासों का अभ्यास, शशांकासन (नितंब उठाकर दौरे के समय बहुत राहत मिलती है), मत्स्यासन, आहार में सब्जियों का सूप व फलाहार लेकर और दूध-दही का प्रयोग बंद करके आराम मिला है।

मनोविकारों से उत्पन्न दमे के रोगों के उपचार में स्वसुझाव

1. मानव जीवन एक अनोखी सुखद यात्रा है।
2. यह जन्म, मृत्यु, जरा व व्याधि से प्रभावित होता है।
3. मैं जानता हूँ कि मैं दमे के रोग से पीड़ित हूँ लेकिन मेरे जैसे करोड़ो लोग दमे के साथ जीवन निर्वाह कर रहें हैं।
4. मैं इस रोग के निवारण व ठीक करने में सक्षम हूँ।
5. मेरे घरवाले मुझसे प्रेम करते है और मेरे साथ सहानुभूति रखते हैं।
6. मुझ पर मेरे गुरु/भगवान की कृपा है जो मुझे इस रोग से मुक्त करने में आशीर्वाद प्रदान कर रहें हैं।
7. मेरे संगे साथी मुझसे सद्व्यवहार व प्रेम करते हैं।
8. मैं अपनी बीमारी का उचित निदान व परहेज जानता हूँ व इससे सम्बंधित सावधानियों से परिचित हूँ।
9. मैं अन्य रोगियों की मदद करता हूँ वे भी मेरे उपचार से प्रसन्न हैं।

10. अपनी स्वस्थ शरीर का चिन्तर अथवा दर्पण में प्रतिबिम्ब देखें, और विश्वास करें कि मैं स्वस्थ हूँ।

ॐ आनन्दम, ॐ आरोग्यम - बोलते हुये अनुभव करें कि मैं निरोग हो रहा हूँ।
निम्न चिन्तन क्रिया अपनायें –
1. ॐ की ध्वनि 2 मिनट तक
2. शिथिलीकरण 5 मिनट तक
3. पीले रंग की स्वास मेरे फेफड़ों व नाक में भर रही है श्वास रोकें व आज्ञा चक्र पर पीले रंग की ज्योति देखें यही पीले रंग का प्रकाश मेरे चारों ओर फैल रहा है 5 मिनट तक
4. उपरोक्त स्वसुझाव 10 मिनट तक
5. ॐ की ध्वनि 2 मिनट तक

उच्च रक्तचाप
(High Blood Pressure)

लक्षण

इस रोग में निम्नलिखित लक्षण मिलते हैं—जैसे श्वास फूलना, आवश्यकता से अधिक थकावट महसूस होना, चेहरा या कानों का तमतमाना, सिर में भारीपन होना, कानों में साँय-साँय सुनायी पड़ना, नींद न आना, धड़कन बढ़ जाना, छाती में खिचावट व शरीर में अकड़ रहना व काम में मन न लगना तथा पक्षाघात का होना।

उच्च रक्तचाप आज के सभ्य समाज का चिर-परिचित रोग है। भावुक व चिंता करने वालों में यह रोग अधिक पाया जाता है। उच्च रक्तचाप गुर्दे व मस्तिष्क की बीमारियों में, रक्त की खराबी तथा रक्त नलिका आदि के रोगों में पाया जाता है।

रक्तचाप क्या है?

रक्तचाप हृदय की वह स्वाभाविक क्रिया है, जिसमें हृदय के प्रसार एवं संकोचन से धमनियों द्वारा शुद्ध लाल रक्त शरीर के अंग-प्रत्यंग में प्रवाहित होता है। रक्त नलिकाएं लचीली रहने पर उनके मार्ग पूर्ण रूप से खुले रहते हैं, तब हृदय पर अधिक दबाव नहीं पड़ता। इसे स्वाभाविक रक्तचाप कहते हैं।

कारण उच्च रक्तचाप

अम्ल प्रधान आहार और श्रम रहित जीवन जीने से कोलेस्ट्रॉल बढ़ जाता है। फलतः रक्त वाहिनियां अवरुद्ध होकर कठोर हो जाती हैं। कोलेस्ट्रॉल व अन्य पदार्थों के जम जाने से गाढ़े रक्त को इस रुके हुए मार्ग में फेंकने से हृदय पर अधिक दबाव बढ़ जाता है। इसे उच्च रक्तचाप कहते हैं।

उदाहरण

हमारे साधना केन्द्रों पर इस रोग के बहुत से रोगी आते हैं, कुछ तो केवल साधारण भोजन शुरू करने और कुछ आसन करने से थोड़े समय में ही ठीक हो जाते हैं, परन्तु काफी पुराने रोगी जिनमें—

यौगिक उपचार

1. दायीं करवट लेटना व सोना।

2. शलभासन— पहले एक एक पैर से फिर दोनों पैरों से करना। पैर कम-से कम 5 से 10 सेकंड तक रोकना। शलभासन का अभ्यास कई बार करना चाहिए। ग्रीवा चक्रासन, योग मुद्रा व शवासन का लंबा अभ्यास करना।

3. खानपान—

(क) नमक, मसाले, शराब, चाय, कॉफी और सिगरेट का त्याग करना।

(ख) उबली सब्जी, सलाद तथा फलों का सेवन करना।

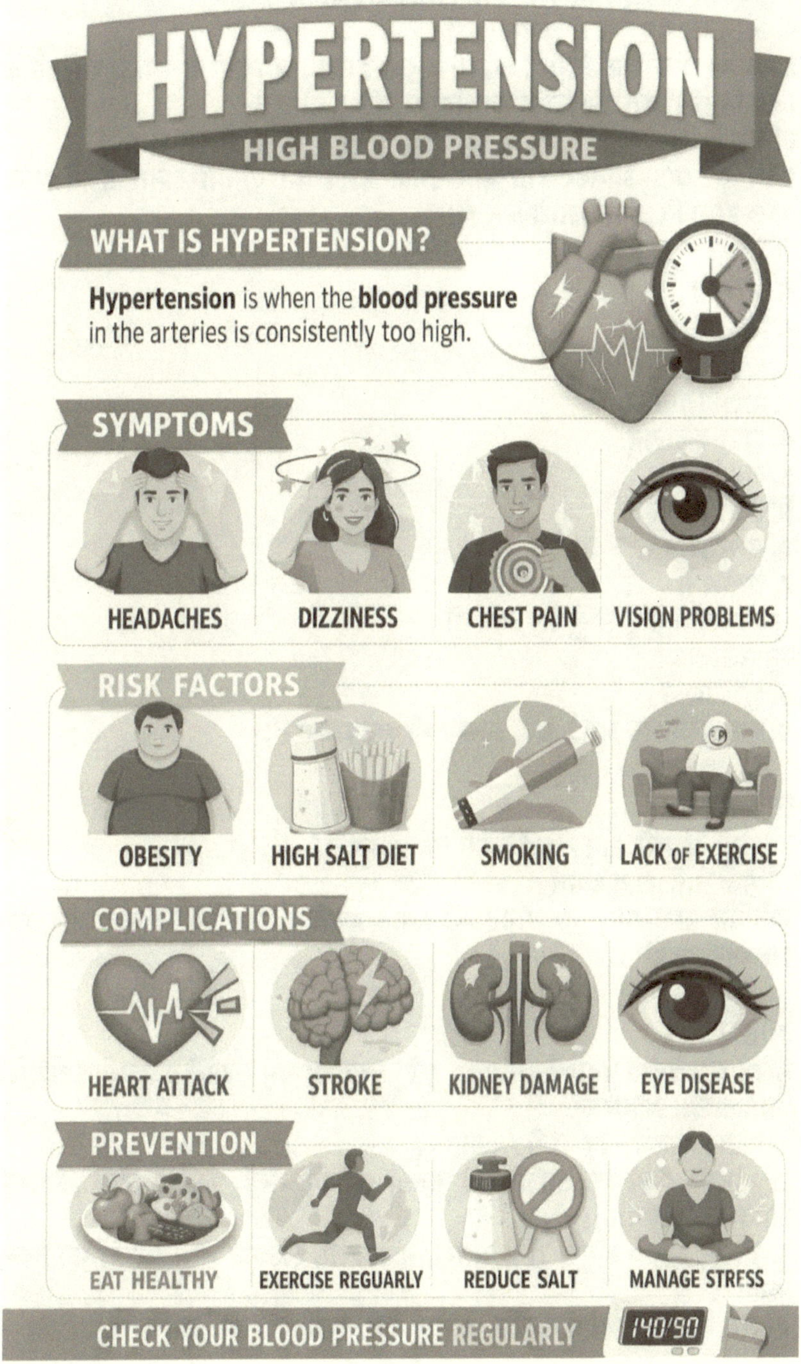
HYPERTENSION
HIGH BLOOD PRESSURE
WHAT IS HYPERTENSION?
Hypertension is when the blood pressure in the arteries is consistently too high.
SYMPTOMS
HEADACHES
DIZZINESS
CHEST PAIN
VISION PROBLEMS
RISK FACTORS
OBESITY
HIGH SALT DIET
SMOKING
LACK OF EXERCISE
COMPLICATIONS
HEART ATTACK
STROKE
KIDNEY DAMAGE
EYE DISEASE
PREVENTION
EAT HEALTHY
EXERCISE REGUARLY
REDUCE SALT
MANAGE STRESS
CHECK YOUR BLOOD PRESSURE REGULARLY
140/90

(ग) पूरे हरे लहसुन का रस पानी में मिलाकर पीना।
4. ओस पर नंगे पैरों से चलना।
इससे बहुत अधिक रोगियों को लाभ हुआ है। लंबे समय से रोग-ग्रस्त रोगियों के लिए निम्नलिखित उपचार भी लाभदायक सिद्ध होता है:
एनिमा :
शौच के बाद आवश्यकतानुसार ताजे पानी का एनिमा लेना। इसमें पानी 250-300 मि.ली. से अधिक न हो।

योगासन

1. सिद्धासन
2. पद्मासन
3. पश्चिमोत्तानासन
4. सुप्त-वज्रासन
5. शशांकासन
विपरीतकरणी
6. मत्स्यासन
7. शवासन।
जब स्वास्थ्य में कुछ सुधार आए तो
सूर्यनमस्कार
8. भुजंगासन
9. पवनमुक्तासन आदि अन्य आसन भी कर सकते हैं।

प्राणायाम

उज्जायी, भ्रामरी, अनुलोम-विलोम तथा शीतली।
यौगिक मालिश व ध्यान :
प्रतिदिन प्रातः-सायं 10 मिनट का ध्यान करने से मानसिक तनाव और उच्च रक्तचाप दूर होगा।

आहार

गरिष्ठ व उत्तेजक पदार्थों का त्याग करें। नमक व गर्म-मसाले का प्रयोग न करें। निम्नलिखित आहार लें:
1. प्रातः : छाछ / नींबू पानी / रसाहार।
2. दोपहर : सलाद, उबली हरी सब्जी (लौकी, तुरई, परवल, टिण्डा, पालक आदि), दही, चपाती।
3. तीसरे पहर : अंगूर, सेब, संतरा, नाशपाती, लोकाट तथा मौसम का ताजा फल।
4. रात में : हल्का भोजन हो तथा सलाद व उबली हरी सब्जियां तथा चपाती।

उपवास :
दो-तीन दिन का उपवास भी लाभदायक है। इन दिनों फलाहार/रसाहार पर रहें। पानी अधिक पीएं और एनिमा रोजाना लें।

अन्य सुझाव

1. इनके अतिरिक्त लंबे गहरे श्वास का अभ्यास, कब्ज न होने देना, शरीर का भार अधिक न होने देना, जल्दी उठना व जल्दी सोना, बिना भूख के भोजन न करना, भूख से कुछ कम और चबा-चबाकर खाना। चक्रासन व सर्वांगासन न करना, आसन व प्राणायाम में सांस न रोकना।
2. सबेरे नींबू-पानी व शहद का प्रयोग नियमित रूप से करें (जिन्हें मधुमेह न हो)।
3. मानसिक तनाव दूर करने के लिए—सदा मस्त रहना, बीती बातों की फिक्र न करना, आशावादी दृष्टिकोण रखना, भविष्य के भय से न डरना, दूसरों के प्रति कृतज्ञता का भाव अपनाना, थकावट से बचना तथा आवश्यकताओं को कम करना आदि।

रक्तचाप की श्रेणियों की तालिका

तालिका 1 -

श्रेणी	सिस्टोलिक बी.पी.	डायस्टोलिक बी.पी.
(1) साधारण बीमारी (Mild Hyperten.)	160 तक	100 तक
(2) कठिन बीमारी (Moderate Hyperten.)	200 तक	120 तक
(3) खतरनाक बीमारी (Severe Hyperten.)	200 के ऊपर	120 से ऊपर

तालिका 2 -

आयु	सिस्टोलिक बी.पी. (मि.मी.)	डायस्टोलिक बी.पी. (मि.मी.)
10-20 वर्ष तक	80-110	50-70
20-30 वर्ष तक	120-125	70-85
30-40 वर्ष तक	120-130	75-90
40-50 वर्ष तक	125-135	80-90
50-60 वर्ष तक	130-140	80-90
60-70 वर्ष तक	150-160	85-100

निम्न रक्तचाप
(Low Blood Pressure)

निम्न रक्तचाप भी उच्च रक्तचाप की तरह कम हानिकारक नहीं है। यह उसकी अपेक्षा कम लोगों को होता है। निम्न रक्तचाप कई एक रोगों का जन्मदाता है। यह रोग प्राय: प्रौढ़ावस्था में होता है।

निम्न रक्तचाप के लक्षण

1. थकान का अनुभव करना या थोड़ा काम करते ही थकान महसूस होना, कभी-कभी तीसरे पहर विशेष थकान का होना।
2. सिर में चक्कर आना, सिर में दर्द होना तथा आंखों के आगे अंधेरा सा छा जाना।
3. मानसिक थकान व अवसाद का अनुभव होना।
4. हाथ-पांव से पसीना निकलना व हाथ-पांव ठंडे पड़ना।
5. हृदय की गति बढ़ना व घबराहट पैदा होना।

निम्न रक्तचाप के कारण

(1) यकृत (Liver), गुर्दे, प्लीहा और फेफड़ों में जब विकार पैदा हो जाता है तब शरीर शुद्ध रक्त के अभाव में दुर्बल होने लगता है। इस कारण निम्न रक्तचाप होने लगता है।
(2) स्नायुदौर्बल्य के कारण भी निम्न रक्तचाप होता है क्योंकि रक्त का प्रवाह मंद पड़ जाता है।
(3) खान-पान व रहन-सहन में संयम न रहने से विकारों व विषों की मात्रा शरीर में बढ़ती जाती है।
(4) उत्तेजक औषधियों व पदार्थों के सेवन से तथा किसी भी रोग से लंबे समय तक ग्रस्त रहने पर भी निम्न रक्तचाप हो जाता है।
(5) मानसिक चिंता, भय, आघात आदि के कारण भी रक्तचाप में गिरावट आ जाती है।

उपचार

दीर्घकालीन निम्न रक्तचाप के रोग में निम्नलिखित उपचार प्रभावशाली सिद्ध हुए हैं:

आवश्यकतानुसार कुंजल व एनिमा करना।

आसन : सर्वांगासन व शीर्षासन को छोड़कर सभी सरल आसनों का अभ्यास करें— सूर्यनमस्कार, योगमुद्रा, पश्चिमोत्तान, पवनमुक्त, विपरीतकरणी, मत्स्य और शवासन। यौगिक मालिश आदि करने के बाद कुछ दिन के उपरान्त सर्वांग

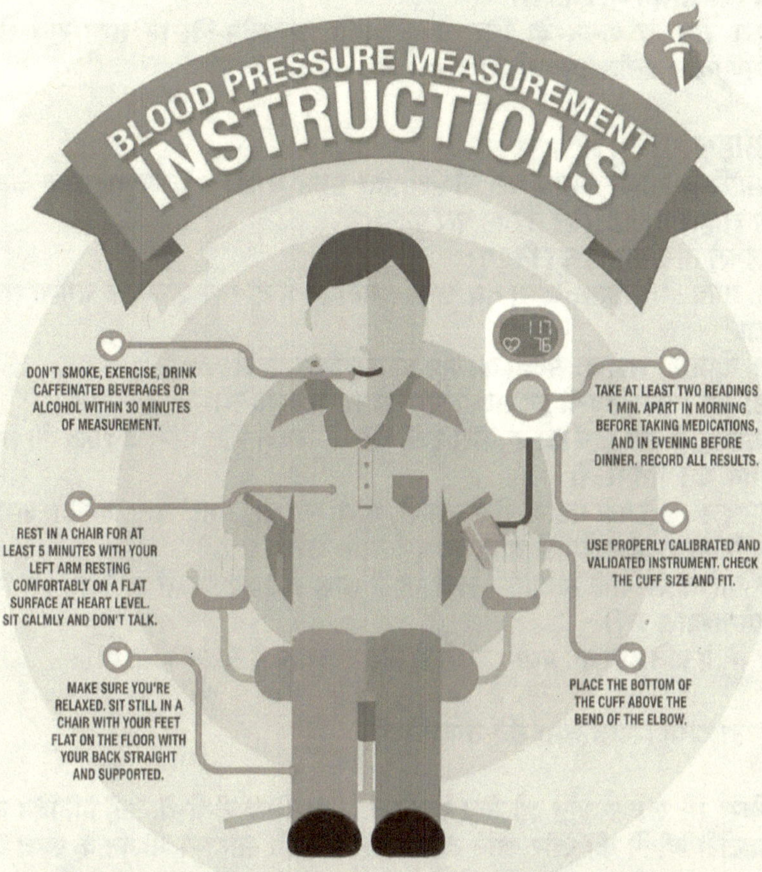

Heart Association recommended blood pressure levels

BLOOD PRESSURE CATEGORY	SYSTOLIC mm Hg (upper number)		DIASTOLIC mm Hg (lower number)
NORMAL	LESS THAN 120	and	LESS THAN 80
ELEVATED	120-129	and	LESS THAN 80
HIGH BLOOD PRESSURE (HYPERTENSION) STAGE 1	130-139	or	80-89
HIGH BLOOD PRESSURE (HYPERTENSION) STAGE 2	140 OR HIGHER	or	90 OR HIGHER
HYPERTENSIVE CRISIS (consult your doctor immediately)	HIGHER THAN 180	and/or	HIGHER THAN 120

BLOOD PRESSURE HIGHER THAN 180/120 mm Hg IS A CRISIS.*

*Wait a few minutes and take blood pressure again. If it's still high, contact your doctor immediately.

व हल आसन भी जोड़ लें।
इस रोग के शमन के लिए कपालभाति, अनुलोम-विलोम तथा सूर्य भेदी प्राणायाम अत्यंत उपयोगी हैं।

आहार

सात्विक आहार समय पर और सीमित मात्रा में लें। एक सप्ताह तक केवल फलाहार पर रहें (दिन में तीन बार फल)।
अगले तीन सप्ताह का नियम :
1. प्रातः : फलाहार, थोड़ा दूध/छाछ तथा दिन में दो बार एक-एक चम्मच शहद चाटें।
2. दोपहर : सलाद, सब्जी का सूप या अंकुरित अन्न लें।
3. रात : रोटी, उबली हुई सब्जी और खजूर या शहद लें।
सप्ताह में एक दिन का उपवास रखें, जिसमें केवल नींबू पानी व शहद लें। ताजे पानी का एनिमा लें।
परहेज : उत्तेजक पदार्थ, तेज मसाले, मांस, मछली, अंडा, चाय, कॉफी, शराब, पूड़ी, पराठे और समोसे आदि का पूर्ण त्याग करें।
* प्रातःकाल पार्क में जाकर लंबी गहरी श्वास लेने की आदत डालें एवं नियमित योगाभ्यास करें।
* नित्य प्रति हींग का प्रयोग करने से निम्न रक्तचाप में सुधार होता है।

उदाहरण (सफलता की कहानियाँ)

केस 1 : एक सज्जन जो निम्न रक्तचाप के प्रारंभिक रोगी थे, उन्हें प्रतिदिन एक कटोरी लौकी की खीर खाने की सलाह दी गई। सामान्य भोजन के साथ एक सप्ताह तक इसका सेवन करने से वे पूर्णतः स्वस्थ हो गए।

केस 2 : एक महिला और एक पुरुष रोगी को उपचार के दौरान पहले 10 मिनट बायीं करवट लेटाया गया। उसके बाद धीरे-धीरे एक-एक पैर से 15 मिनट तक शलभासन और फिर 10 मिनट शवासन व योगनिद्रा कराई गई। उन्हें रात की भीगी हुई 20-25 किशमिश खाने की सलाह दी गई। लगभग एक सप्ताह के अभ्यास से वे पूरी तरह ठीक हो गए।

गठिया
(Arthritis)

लक्षण
जोड़ों में दर्द होना, सूजन आ जाना, जोड़ों में अकड़न होना जिसके कारण चलने-फिरने या हिलने-डुलने में बहुत कष्ट होता है। कभी-कभी हल्का बुखार भी रहता है। यह रोग मुख्य रूप से घुटनों, कंधों, उंगलियों और कूल्हों के जोड़ों को प्रभावित करता है।

रोग के कारण
1. रक्त में यूरिक एसिड (Uric Acid) की मात्रा का बढ़ जाना।
2. शरीर में विजातीय द्रव्यों (Toxins) का जमा होना।
3. पुरानी कब्ज और पाचन तंत्र की खराबी।
4. अधिक ठंडी, खट्टी और गरिष्ठ चीजों का सेवन।
5. शारीरिक श्रम या व्यायाम की कमी।

यौगिक उपचार
1. सूक्ष्म व्यायाम : उंगलियों, कलाई, कोहनी, कंधों और घुटनों के लिए जोड़ों के सूक्ष्म अभ्यास।
2. आसन : पवनमुक्तासन, ताड़ासन, त्रिकोणासन और गोमुखासन।
3. प्राणायाम : भस्त्रिका, कपालभाति और अनुलोम-विलोम।
4. प्राकृतिक चिकित्सा : दर्द वाले स्थान पर गर्म पानी या रेत की पोटली से सिकाई करना।

सायटिका (Sciatica)
लक्षण : कूल्हे के पिछले हिस्से से लेकर पैर की एड़ी तक जाने वाली नस (Sciatic Nerve) में असहनीय दर्द होना। पैर में झुनझुनी, सुन्नपन या भारीपन महसूस होना।

कारण : रीढ़ की हड्डी के निचले हिस्से में डिस्क (L4-L5) का खिसकना या नस का दबना।

सावधानी : भारी वजन न उठाएं।

* आगे झुकने वाले व्यायाम या आसन न करें।
* झटके से उठने या बैठने से बचें।

उपचार आसन : मकरासन, भुजंगासन और शलभासन (ये रीढ़ की हड्डी के निचले हिस्से को शक्ति प्रदान करते हैं)।

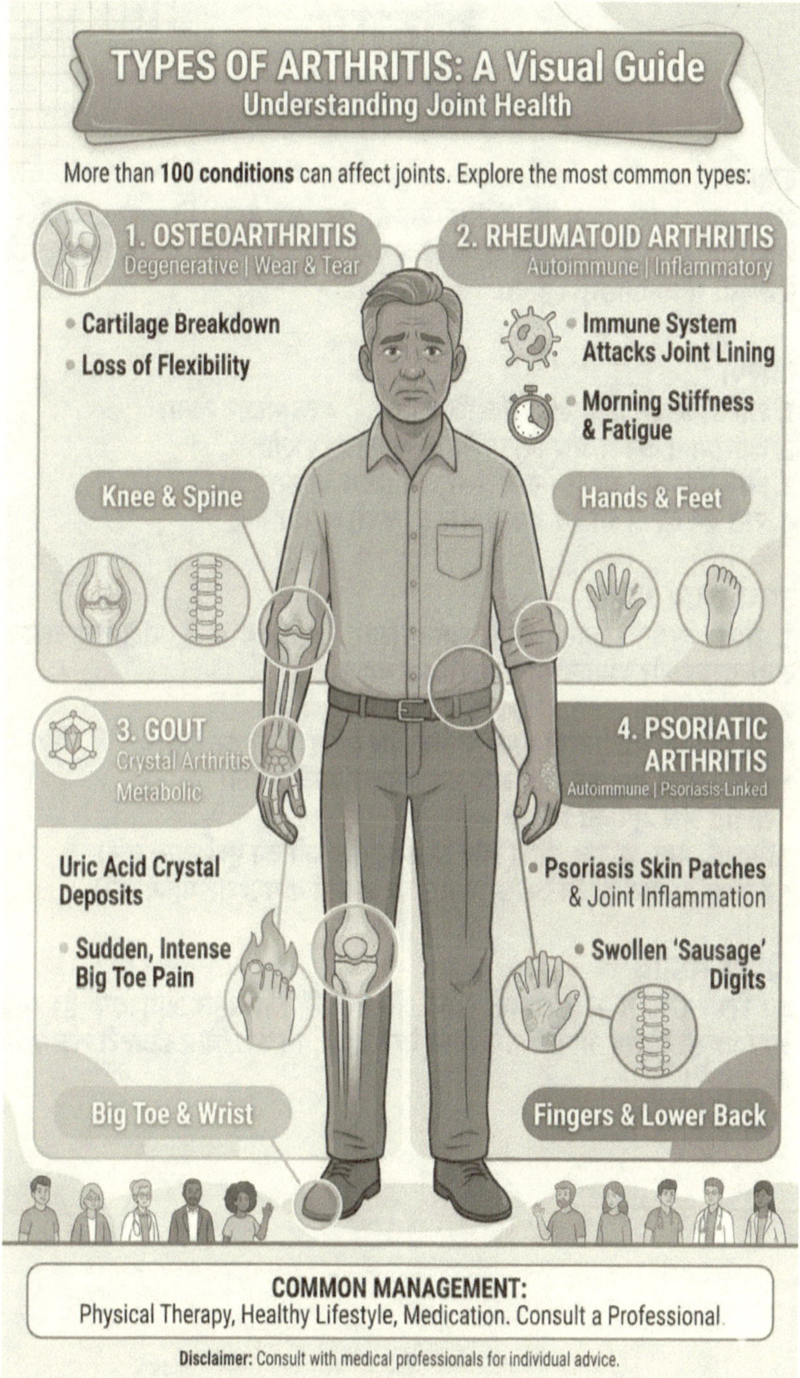
TYPES OF ARTHRITIS: A Visual Guide
Understanding Joint Health
More than 100 conditions can affect joints. Explore the most common types:
1. OSTEOARTHRITIS
Degenerative | Wear & Tear
Cartilage Breakdown
Loss of Flexibility
Knee & Spine
2. RHEUMATOID ARTHRITIS
Autoimmune | Inflammatory
Immune System Attacks Joint Lining
Morning Stiffness & Fatigue
Hands & Feet
3. GOUT
Crystal Arthritis
Metabolic
Uric Acid Crystal Deposits
Sudden, Intense Big Toe Pain
Big Toe & Wrist
4. PSORIATIC ARTHRITIS
Autoimmune | Psoriasis-Linked
Psoriasis Skin Patches & Joint Inflammation
Swollen 'Sausage' Digits
Fingers & Lower Back
COMMON MANAGEMENT:
Physical Therapy, Healthy Lifestyle, Medication. Consult a Professional.
Disclaimer: Consult with medical professionals for individual advice.

मोटापा
(Obesity)

लक्षण

शरीर का भार या वजन निरंतर बढ़ना, पेट का बाहर निकलना, थोड़े से शारीरिक श्रम पर सांस फूलना, अधिक पसीना आना, आलस्य और काम करने में जल्दी थकान महसूस होना।

कारण

1. शारीरिक श्रम की तुलना में अधिक कैलोरी युक्त भोजन लेना।
2. व्यायाम न करना और विलासिता पूर्ण जीवन शैली।
3. आनुवंशिकता या हार्मोनल असंतुलन (जैसे थायराइड)।
4. रात को देर से भोजन करना और तुरंत सो जाना।

उपचार एवं आहार

1. योग : सूर्यनमस्कार (अपनी क्षमतानुसार 12 से 24 बार), पश्चिमोत्तानासन, सर्वांगासन और कपालभाति का तीव्र अभ्यास।

2. आहार नियम :

* सुबह खाली पेट गुनगुने पानी में नींबू और शहद मिलाकर पिएं।
* चोकर युक्त आटे की रोटी और हरी पत्तेदार सब्जियां लें।
* सलाद और सूप का अधिक प्रयोग करें।
* मिठाई, मैदा, चावल, आलू और तली-भुनी चीजों का पूर्ण त्याग करें।
* रात का भोजन हल्का रखें और सोने से कम से कम 3 घंटे पहले करें।

विशेष सुझाव

इन सभी रोगों में सकारात्मक सोच और नियमितता बहुत आवश्यक है। यदि आप किसी विशेष औषधि का सेवन कर रहे हैं, तो उसे बिना डॉक्टरी सलाह के बंद न करें।

Prevent Obesity

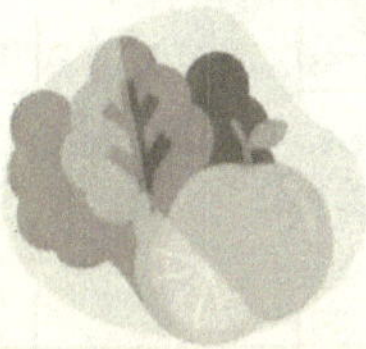

Eat fruits and vegetables

Add fruits and vegetables into your diet.

Exercise

Engage in regular physical activity to burn calories, build muscle, and improve cardiovascular health.

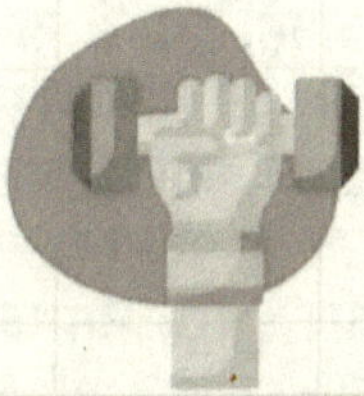

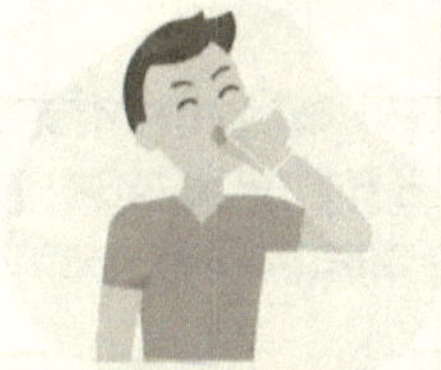

Drink plenty of water

It can help curb hunger, prevent overeating, and support overall health and metabolism.

Get enough sleep

Aim for 7-9 hours of quality sleep, as insufficient sleep can disrupt hormones related to hunger and appetite regulation.

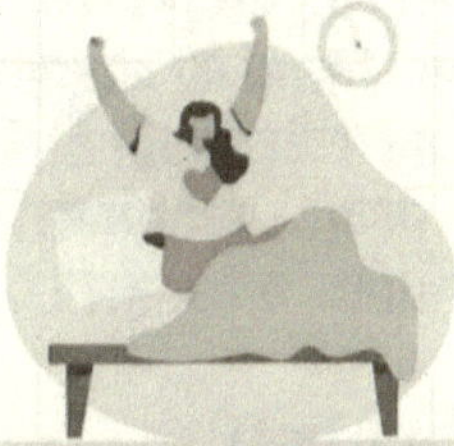

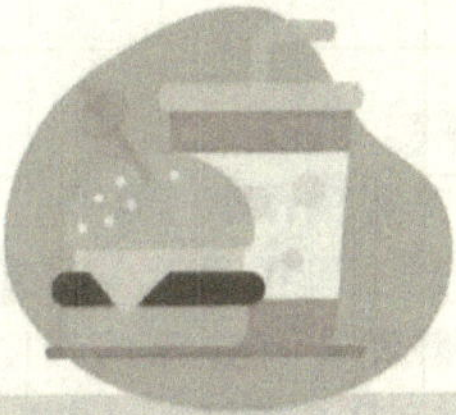

Limit processed foods

Sugary snacks, fried foods, and fast food meals contribute to weight gain and obesity.

Manage stress

Practice stress-reducing techniques to lower cortisol levels and reduce emotional eating.

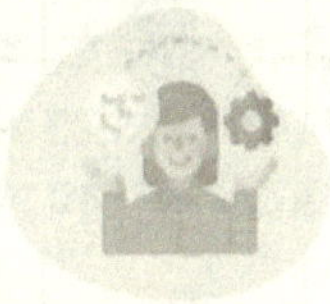

नारी रोग एवं उपचार
स्वस्थ समाज की आधारशिला

नारी का स्वास्थ्य ही एक समृद्ध परिवार और सशक्त समाज की सबसे महत्वपूर्ण आधारशिला है। किशोरावस्था से लेकर परिपक्वता तक, महिलाओं को मानसिक स्वास्थ्य, पोषण की कमी और मेटाबॉलिक जैसे कई सामान्य विकारों का सामना करना पड़ता है। इन रोगों की सही पहचान और उनके प्रभावी उपचारों की जानकारी स्वस्थ जीवन के बेहद जरूरी है।

लिकोरिया

लक्षण : जननेन्द्रिय से सफेद गाढ़े श्लेष्मा, दुर्गन्ध आना, शरीर में कमजोरी, आलस्य, सिर का भारीपन एवं चिंता
कारण : कब्ज, अधिक चाय एवं उत्तेजक दवाओं का प्रयोग, लिवर में खराबी, गन्दे साहित्य का पढ़ना व असमय माहवारी का होना
योग उपचार : सूर्य नमस्कार, योग मुद्रा, सर्वांगासन, मकरासन, मत्स्यासन, शवासन, नाड़ी शोधन, उड्डियान बंध
सावधानियाँ एवं आहार : नायलॉन से बने वस्त्रों का प्रयोग वर्जित, जननेन्द्रिय की सफाई, फिटकरी के पानी से अच्छी संगति व साहित्य सेवन। हरी सब्जियों, फलों का सेवन, दही व चने का अधिक प्रयोग, जल्दी-जल्दी न खायें।

पेटू या माहवारी में दर्द

लक्षण : नितम्ब पर सिकुड़न माहवारी अथवा उसके बाद, बच्चेदानी में सिकुड़न
कारण : बच्चेदानी की ढीली में बदलाव
योग उपचार : सूर्य नमस्कार, सर्वांगासन, योगमुद्रा, पश्चिमोत्तानासन, शीर्षासन
सावधानियाँ एवं आहार : कब्ज, निम्नरक्तचाप व हृदय रोग के मरीज योग न करें

मुहाँसे (एक्ने)

लक्षण : गालों से कील निकलना, काले दाग हो जाना
कारण : कब्ज, चिंता, रक्तस्राव में कमी, शरीर में पित्त का बढ़ना
योग उपचार : सूर्य नमस्कार, सर्वांगासन, नाड़ी शोधन, चन्द्र भेदी प्राणायाम
सावधानियाँ एवं आहार : उपचार हफ्ते में एक बार, चेहरे को ठंडे पानी से दिन में कई बार धोना, चेहरे पर साबुन आदि व सौन्दर्य प्रसाधन वर्जित, हरी सब्जी व फल का उपयोग, ज्यादा मात्रा में पानी पीना, नाश्ते में अंकुरित अन्न का सेवन, सोते समय हल्दी का लेप चेहरे पर लगाना

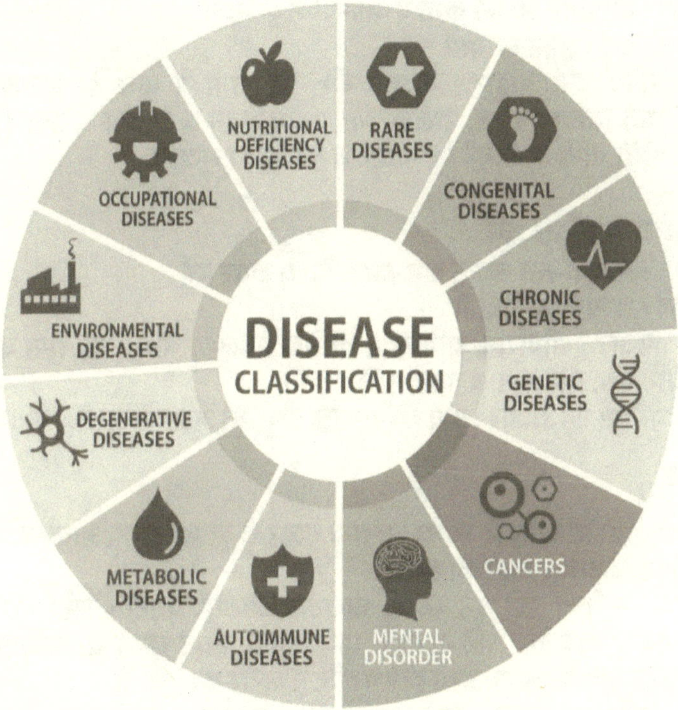
DISEASE
CLASSIFICATION
NUTRITIONAL DEFICIENCY DISEASES
RARE DISEASES
CONGENITAL DISEASES
CHRONIC DISEASES
GENETIC DISEASES
CANCERS
MENTAL DISORDER
AUTOIMMUNE DISEASES
METABOLIC DISEASES
DEGENERATIVE DISEASES
ENVIRONMENTAL DISEASES
OCCUPATIONAL DISEASES

बालों का झड़ना (एलोपेशिया)

लक्षण : बालों का पतला होना, रूखा रहना, रूसी होना
कारण : असंतुलित आहार
योग उपचार : योगिक मालिश, सर्वांगासन
सावधानियाँ एवं आहार : बालों की सफाई, त्रिफला पानी से, कैल्शियम युक्त फलों व सब्जी, पनीर, दूध सावधानी का उपयोग करें। सोते से सिर ढकें

रिकललेस नेल

लक्षण : नाखूनों का टूटकर जाना, चमक न रहना, खुरदरापन
कारण : विटामिन सी की कमी व कैल्शियम की कमी
योग उपचार : सूक्ष्म व्यायाम
सावधानियाँ एवं आहार : नाखूनों की नींद पानी में कुछ देर डुबाकर रखें। कैल्शियम (बादाम, तिल, पालक, प्याज) का सेवन करें। कम से कम दो लीटर पानी पीयें। पानी से भीगने पर नाखून व हाथ शीघ्र सुखायें

असमय मासिक धर्म

लक्षण : अधिक रक्त स्त्राव, कम स्त्राव, पेट व कमर दर्द
कारण : अस्वस्थ बच्चेदानी
योग उपचार : शीर्षासन, योगनिद्रा, योगिक मालिश, योग-मुद्रा, सुप्त वज्रासन, उड्डियान बंध, मीनासन, कपाल भांति
सावधानियाँ एवं आहार : अंग की सफाई, अंकुरित अन्न को नाश्ते में सेवन

मोटापा

लक्षण : 20 प्रतिशत से ज्यादा सामान्य वजन से ज्यादा होना, आलस्य, शरीर से भारीपन, बार-बार खाने की इच्छा
कारण : अधिक तले भुने पदार्थ, चाकलेट, मिठाई, कार्टी-कोस्टेरायड दवाओं का सेवन, थायराइड की खराबी, वायुयुक्मक स्नान करने से, अधिक सोना, शारीरिक श्रम न करना, बच्चे होने पर पेट व शरीर का फूलना
योग उपचार : सूर्य नमस्कार, पश्चिमोत्तानासन, भुजंगासन, धनुरासन, अर्धमत्स्येन्द्रासन, कपालभांति, भस्त्रिका, हस्तपादासन, वायुयुक्मक, स्नान करते समय सूखी मालिश, हस्तचक्र, सूर्यस्नान
सावधानियाँ एवं आहार : कम खायें, बहुत देर तक न बैठें, अपनी सोच बदलें, नींबू पानी व शहद गुनगुने पानी के साथ लें, हरी सब्जी व फलों का रस, केवल दिन में दो बार संतुलित आहार लें, चावल, तली भुनी चीजें, मिठाई, आलू व चावल का उपयोग कम करें। चाय व कॉफी, व आईस्क्रीम व ठंडे पेय न लें, रात्रि भोजन जल्दी करें व सैर करें। सुबह से कम खायें तथा खाने से पहले पानी पियें। शारीरिक श्रम पर जोर दें।

क्रैम्प

लक्षण : हाथ पैरों की मांसपेशियों में खिंचाव के साथ पीड़ा
कारण : मांसपेशी का कमजोर होना, Vitamins व अन्य लवणों की कमी
योग उपचार : सूक्ष्म व्यायाम, मालिश व धूप में बैठें
सावधानियाँ एवं आहार : जोड़ों में मूली का व अन्य शीतल पदार्थों का सेवन करें, कॉडलिवर आयल, विटामिन एवं अंकुरित अन्न व कैल्शियम का सेवन करें

वैरिकोजवेन्स

लक्षण : पैरों की नसों में सूजन व तीव्र दर्द
कारण : जरूरत से ज्यादा पैरों पर वजन पड़ना, खड़े-खड़े काम करना
योग उपचार : सर्वांगासन, सूक्ष्म व्यायाम
सावधानियाँ एवं आहार : सोते समय पैरों को सिर से ऊपर रखें, लगातार खड़े होकर काम न करें, बीच-बीच में बैठ लें, स्टॉकिंग्स पहनें

खर्राटे

लक्षण : सोते समय नाक से तीव्र आवाज होना, नींद में रुकावट व खुल जाना
कारण : नाक व गले की नसों में सूजन आ जाना, पेट की खराबी
योग उपचार : गहरी श्वास, तीव्र उज्जयी प्राणायाम, नेति, भस्त्रिका, योगिक मालिश, जालन्धर बंध
सावधानियाँ एवं आहार : तकिया न लगायें, सोने से 2 घंटे पहले हल्का आहार लें। रात्रि में ठंडी तासीर वाली चीज या बहुत गर्म पेय न लें

कुपोषण एनीमिया

लक्षण : आँखों में अँधेरा आ जाना, शरीर पीला पड़ जाना, जल्दी थक जाना, भूख न लगना, नाखून सफेद दिखाई देना, शरीर ताप में कमी
कारण : बच्चे जल्दी जल्दी होना, उचित आहार, निद्रा की कमी, माहवारी में अधिक रक्तस्राव, चिन्ता, पेट में अम्ल ज्यादा पैदा होना, लीवर व स्पलीन की खराबी
योग उपचार : योग मुद्रा, पश्चिमोत्तानासन, सर्वांगासन, भुजंगासन, उड्डियान बन्ध, नाड़ीशोधन, लम्बी गहरी श्वास, अग्निसार, विपरीतकरणी, नौकासन, योगिक मालिश
सावधानियाँ एवं आहार : थकान होने से पहले काम बन्द कर दें व आराम करें। अनार, मुसम्मी, नारंगी का रस दोपहर में लें। रात में किशमिश या काला मुनक्का भिगोकर पानी समेत सुबह खाली पेट लें। मधुमेह के मरीज किशमिश न लें। हरी सब्जियों का जूस व सूप लें। तले-भुने पदार्थ न सेवन करें। |

प्रोलैप्स यूटरस (फाइब्राइड ऑफ यूटरस)

लक्षण : बच्चेदानी का बाहर आ जाना

कारण : शारीरिक कमजोरी, बच्चा जल्दी जल्दी होना, भारी वजन उठा लेना, प्रसव के समय अधिक जोर पड़ना

योग उपचार : अश्विनी मुद्रा, गुदा को ऊपर की ओर जोर लगाकर खींचना, मूलबन्ध

सावधानियाँ एवं आहार : भारी वजन न उठायें। प्रोटीन व हेवी कैल्शियम डाइट लें।

स्तन कैंसर (का नॉन-सिम्टोम्स ऑफ ब्रेस्ट)

लक्षण : स्तन से अधिक स्राव होना, स्तन के पास निकल आना

कारण : एनीमिया, हार्मोनल विकृति

योग उपचार : मूलाधार चक्र पर ध्यान, हास्य योग

सावधानियाँ एवं आहार : समय-समय पर स्तन के चारों ओर मालिश करके देखें कि कोई गाँठ तो नहीं है। होने पर तुरन्त डॉक्टर की सलाह व जाँच करवायें। सोयाबीन व प्रोटीन पदार्थ, तुलसी का सेवन करें। पपीते की पत्ती घोट कर लें।

बच्चेदानी का कैंसर

लक्षण : असमय माहवारी, वैजाइना से अधिक स्राव, पेट में दर्द

कारण : हार्मोनल परिवर्तन, हिमोग्लोबिन की कमी

योग उपचार : ध्यान, शवासन, हास्य योग, गोमुखासन, सिंहासन, मूलबन्ध, अश्विनी मुद्रा, नौकासन, मत्स्यासन

ऑस्टियोपोरोसिस

लक्षण : जोड़ों में दर्द विशेषकर घुटनों में व हड्डियों का जल्दी जल्दी टूटना

कारण : कैल्शियम की कमी व हार्मोनल बदलाव

योग उपचार : सूक्ष्म व्यायाम, जोड़ों की मालिश, मर्कटासन, चक्रासन

सावधानियाँ एवं आहार : हाई कैल्शियम डाइट (दूध, दही), मोटापा कम करना, हरी सब्जी का सेवन बढ़ायें।

थायराइड एवं पैराथायराइड

लक्षण : शरीर का वजन बढ़ना या कम होना, शरीर का बेढौल हो जाना, याददाश्त, आलस्य

कारण : थायराइड ग्रन्थि के स्राव में कमी

योग उपचार : सर्वांगासन, जालन्धर बन्ध, गोमुखासन, सूर्यनमस्कार, शवासन

सावधानियाँ एवं आहार : आयोडीन की मात्रा आहार में बढ़ायें। प्याज व लहसुन

का सेवन करें। सिंघाड़े का सेवन।

प्रीमेंस्ट्रल सिंड्रोम

लक्षण : माहवारी के पहले ही 3–4 दिन थोड़ा-थोड़ा स्राव होना, पेट में क्रैम्प, मूड स्विंग, पेट व पीठ में असहनीय दर्द

कारण : मासिक धर्म में बदलाव, हार्मोनल परिवर्तन

योग उपचार : योगमुद्रा, उड्डियानबन्ध, पश्चिमोत्तानासन

सावधानियाँ एवं आहार : घर की बड़ी महिलाओं (माँ, बहन, भाभी, चाची) द्वारा स्तनान तथा जानकारी दिया जाए, हल्का सुपाच्य भोजन, विटामिन ई युक्त भोजन का उपयोग करें।

तनाव

लक्षण : चिन्ता ग्रस्त रहना, भय व दुखी रहना, भूख-प्यास न लगना, अनिद्रा, सिर दर्द

कारण : मानसिक चिन्ता, प्रियजन का वियोग, असहनीय धन हानि आदि

योग उपचार : मुक्तासन, सर्वांगासन, सूर्यनमस्कार, योग मुद्रा, हास्य योग, योगिक मालिश, ऊँ ध्वनि, ऑटो सजेशन, विजुअलाइजेशन, शिथिलीकरण क्रियायें, भस्त्रिका, उज्जयी प्राणायाम एवं नाड़ी शोधन

सावधानियाँ एवं आहार : स्वस्थ दिनचर्या, दूसरों पर विश्वास, तनाव की स्थिति से बचें, जीवन के प्रति सकारात्मक सोच, संतुलित पौष्टिक आहार, पानी का अधिक सेवन, जंकफूड आदि से बचें

प्रीमिनोपॉज

लक्षण : असमय माहवारी, चिन्ता, तनाव, चेहरे पर लाली, चर्म शुष्क हो जाना, याददाश्त कमजोर हो जाना, संदेह, शक्तिह्रास, अनिद्रा, अधिक पसीना आना

कारण : हार्मोनल परिवर्तन

योग उपचार : सूर्यनमस्कार, योगमुद्रा, हास्य योग, ऑटो सजेशन, विजुअलाइजेशन, शिथिलीकरण क्रियायें, योगिक मालिश

सावधानियाँ एवं आहार : हाई प्रोटीन आहार (सोया से बने पदार्थ, दूध, बाजरा आहार)

मिनोपॉज

लक्षण : माहवारी का बन्द हो जाना, अन्य सभी लक्षण ऊपर दिये गये हैं

कारण : हार्मोनल परिवर्तन, उम्र के साथ-साथ

सावधानियाँ एवं आहार : डॉक्टर से सलाह लेकर हार्मोनल इलाज करवायें। यदि स्तन कैंसर हो तो यह इलाज नहीं करवाना चाहिए। दूध व अंकुरित अन्न का सेवन करें

योगासन में ध्यान देने योग्य कुछ विशेषताएं

01. ईश्वर में पूर्ण विश्वास एवं समर्पण
02. जीवन को संयम-नियम विवेक से भरकर नियमित कार्य करने की आदत डालें।
03. योगासन करते समय बातचीत बिल्कुल न करें।
04. योगासन में अपने ध्यान को श्वांस और जिस अंग पर बल पड़ रहा है उस पर लगाएं।
05. जितना आप एकाग्र होकर आसन करेंगे उतना ही अधिक शारीरिक एवं मानसिक लाभ मिलेगा।
06. आसन शुरू करने से पहले शवासन करें। अपने शरीर और मन को शान्त कर लें।
07. योगासन करते समय झटके नहीं लगने चाहिए। हर आसन को शरीर तानकर और खींचकर धीरे-धीरे करें।
08. योगासनों का अभ्यास धीरे-धीरे बढाएं। आसन की पूर्ण स्थित तक पहुंचने में 3 से 6 महीने लग सकते हैं।
09. आसन से से धीरे-धीरे शरीर के बंध खुलेंगे और शरीर में लचक पैदा होगी।
10. आसन भोजन के 5 घण्टे बाद करें। दूध या जूस के आधे घंटे बाद कर सकते हैं।
11. योगासन का अभ्यास सभी वर्गों के बच्चे बूढ़े स्त्री पुरुष कर सकते हैं।
12. आसनों का अभ्यास ही जानकार व्यक्ति से स्वीकृत कर विधिपूर्वक करना चाहिए।
13. भोजन हल्का सुपाच्य एवं सात्विक करें।
14. एक घंटा योगासन प्राणायाम करने के बाद कम से कम आधा घण्टा पानी के अलावा कुछ न लें।
15. आसन करने के बाद 25-30 मिनट आराम करें या सो जाएं, इससे विशेष लाभ होगा। क्योंकि एक घण्टा अभ्यास से आपने जो अन्दर के अंगों की क्रिया की है वह आराम करने पर तेजी से काम करेगी और शरीर के विकार को बाहर कर शरीर व मन को स्वस्थ व पुष्ट कर शक्ति प्रदान करेगा।
16. भोजन में अधिक कार्बोहाइड्रेड का प्रयोग न करें। जैसे चावल, आलू, चीनी, केला, चीकू आदि।
17. मौसमी फलों एवं हरी सब्जियों का प्रयोग अधिक करें।

ॐ आरोग्यम

लेखक परिचय

अनुपमा नारायणी

प्रतिष्ठित योग शिक्षिका एवं मोटिवेशनल स्पीकर

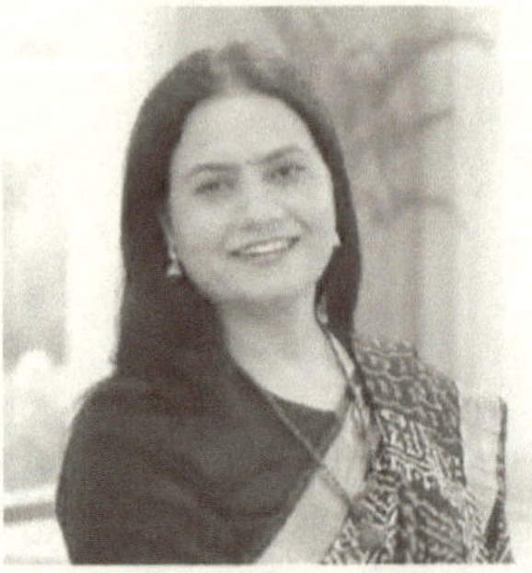

अनुपमा नारायणी एक प्रतिष्ठित और अनुभवी योग शिक्षिका हैं, जिनके पास योग प्रशिक्षण और उपचार के क्षेत्र में 18 वर्षों का व्यापक अनुभव है। वे व्यक्तिगत और सुलभ योग सत्रों के माध्यम से लोगों के शारीरिक और मानसिक कल्याण के लिए पूरी तरह प्रतिबद्ध हैं। उनका दृष्टिकोण समावेशी और सहायक है, जो हर व्यक्ति को स्वास्थ्य के प्रति जागरूक करने पर केंद्रित रहता है।

पेशेवर अनुभव और शिक्षण शैलियाँ

वर्तमान में, वह मोतीलाल नेहरू राष्ट्रीय प्रौद्योगिकी संस्थान (MNNIT), प्रयागराज में वरिष्ठ योग शिक्षिका के रूप में कार्यरत हैं। यहाँ वे छात्रों के मानसिक और शारीरिक स्वास्थ्य को बेहतर बनाने के लिए हठ (Hatha), विन्यास (Vinyasa) और रिस्टोरेटिव (Restorative) योग जैसी विविध शैलियों का प्रशिक्षण देती हैं। इसके अतिरिक्त, वह 'श्री मात्र शक्ति योग सेवा समिति' की संस्थापक और मुख्य योग प्रशिक्षिका भी हैं, जहाँ उन्होंने एक सफल योग स्टूडियो का संचालन किया और समुदाय में अपनी एक अलग पहचान बनाई है।

आध्यात्मिक और उपचारात्मक योगदान

अनुपमा जी का कार्य केवल शारीरिक व्यायाम तक सीमित नहीं है। उन्होंने श्री राम मंदिर और श्री चिन्मय मिशन जैसे संस्थानों में आध्यात्मिक गुरुओं के साथ मिलकर योग को आध्यात्मिक शिक्षाओं के साथ जोड़ा है। चिन्मय मिशन में उनका विशेष ध्यान आध्यात्मिक उपचार और ध्यान (Meditation) के माध्यम से आंतरिक शांति प्रदान करने पर रहा है। चिकित्सा के क्षेत्र में भी उनका योगदान सराहनीय है; उन्होंने जैन अस्पताल में मरीजों के तनाव को कम करने के लिए योग कक्षाएं संचालित की हैं और श्री नारायण आश्रम अस्पताल में कैंसर रोगियों को योग परामर्श (Counseling) प्रदान किया है।

सामुदायिक पहुँच और उपलब्धियाँ

उन्होंने पिछले 10 वर्षों में 'आनंद योग साधना' और जोड़ों के दर्द (जैसे गठिया और स्पोंडिलाइटिस) के उपचार के लिए कई विशेष शिविरों का आयोजन किया है। युवाओं और बच्चों में योग को लोकप्रिय बनाने के उद्देश्य से उन्होंने राजकीय कन्या पॉलिटेक्निक, मदर्स प्राइड और सेंट पीटर्स एकेडमी जैसे कई प्रतिष्ठित शिक्षण संस्थानों के सैकड़ों छात्रों को प्रशिक्षित किया है। इसके अलावा, वे दूरदर्शन और समाचार मीडिया के माध्यम से और ग्रामीण क्षेत्रों में जाकर महिलाओं और लड़कियों को योग के लाभों के प्रति जागरूक करती रही हैं।

अनुपमा नारायणी

आइये 'स्वास्थ्य कुंजिका'
स्वस्थ तन, सुखी मन से जुड़ें।
क्या आसन मात्र शरीर को साधने
तक ही सीमित है?
इस पुस्तक में अनुपमा नारायणी
हमें शारीरिक अभ्यास से आगे बढ़ते हुए
आंतरिक स्व की खोज के मार्ग पर ले
जाती हैं। यह पुस्तक योग के गहन पहलुओं
को सुलभ भाषा में समझाती है, जिससे
जीवन में संतुलन और शांति
प्राप्त की जा सके।

"एक अत्यंत प्रेरणादायक और व्यावहारिक मार्गदर्शिका"
श्री सुभाष सागर जी, आध्यात्मिक गुरु

"मेरी योग यात्रा, अध्ययन एवं संचित ज्ञान के गुरु"
श्री महेश चंद्र जी, आईआरटी, डायरेक्टर, नैनी, प्रयागराज

स्वास्थ्य कुंजिका

स्वस्थ तन, सुखी मन

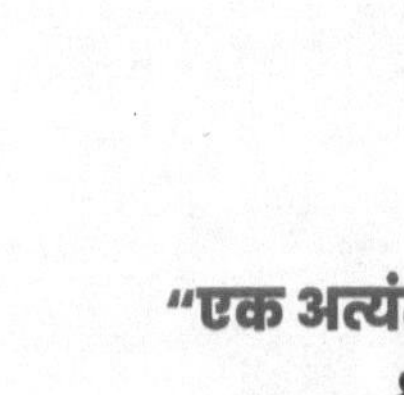

अनुपमा नारायणी
एक अनुभवी योग साधक एवं लेखिका हैं। वे अनेक वर्षों से योग और ध्यान का अभ्यास और प्रसार कर रही हैं।

ISBN 978-93-XXXX-XXXX
9 789933 X33XX7
INR 499 / $20

www.ingramcontent.com/pod-product-compliance
Lightning Source LLC
LaVergne TN
LVHW090334210926
848480LV00004B/1406

* 9 7 9 8 9 0 5 6 0 6 7 7 9 *